訪問診療の診かた,考えかた

大久保光夫
順天堂大学大学院 准教授

中外医学社

まえがき

　私は長く大学病院に勤めていますので「大病院が最高で最期の治療場所」と思っていました．そのため「退院後に患者さんがどのように過ごしているか」を知ろうとしませんでした．ある時，ひとりの患者さんから，大病院退院後の療養の難しさを教えられました．療養型病院からリハビリテーション病院に回され，とうとう自宅に戻る日が来たのです．待ち望んでいたはずの退院がとても不安だったそうです．通院できない一人暮らしの高齢患者さんの場合，どのように療養すれば良いのでしょうか，皆さんはご存知でしたか？

　ひとつの答えが「在宅医療」です．この本は「在宅医療：在宅療養支援医療」に初めて携わる医療関係者の皆さんを対象として，訪問診療独特の診察の仕方，治療の考え方を解説しています．

　本書の中心は訪問診療の対象患者さんが訴える **10の症状** と訪問診療の主な **10の疾患**，そして，知っておいてほしい **知識と手技の10項目** です．たった30項目ですが，一度読んで頭に入れておくと診療がスムースに出来るようになると思います．すでに在宅医療を行っている諸先輩には易しすぎる内容かもしれませんが，この分野では初めてとなる本です．お役に立てることを願っています．

2017年11月

大久保光夫

登場人物・注意点

登場人物

医師

若手医師

ナース

医療事務員

相談員

ケアマネージャー

読者の理解を
助ける犬

注意点

　本書に書かれている治療法は執筆時の医学情報と経験に基づいたものです．実際の治療にあたっては最新の医学情報に基づいて治療してください．

　また，本書に書かれているCase studyは教育用です．特定の個人情報や検査データではありません．

もくじ

まえがき……………………………………………………………………… iii
登場人物・注意点…………………………………………………………… v

第1部 訪問診療の概要

第1章 在宅医療，訪問診療とは　　2

1) 在宅医療，訪問診療の意味と役割……………………………………… 2
2) 在宅診療所とは…………………………………………………………… 7
- **コラム①** 訪問診療の原点はどこにあったか？……………………… 10
- **コラム②** 訪問診療で利用する薬剤・機器等のリスト……………… 11

第2章 在宅療養支援診療所の現状　　13
社会医療法人社団健友会 天沼診療所　竹﨑三立 所長

1) 在宅療養支援診療所の実情……………………………………………… 13
2) 大都市圏における支援診療所の実態…………………………………… 15
3) まとめと在宅医療推進における課題…………………………………… 16
- **コラム③** 在宅診療所の基準は終末期医療のあり方から生まれた？…… 18

第3章 居宅と施設への訪問診療の違い　　19
医療法人社団白報会 さいたま在宅診療所　島田浩至 院長

1) 訪問診療を提供できる場所……………………………………………… 19
2) 訪問診療の導入のきっかけ……………………………………………… 20
3) 訪問診療の問題点とその対策…………………………………………… 21
4) 居宅と施設の診療報酬の違い…………………………………………… 22
5) 訪問診療の今後…………………………………………………………… 23
- **コラム④** 老人ホームは厚労省，サ高住は国土交通省管轄………… 24

vii

第2部 訪問診療の10大臨床症状

第1章 訪問診療の診かた，考えかた：総論　26
　1) 訪問診療で診る疾患はどのようなものが多いか……26
　2) 訪問診療ではどのような訴え・症状を診ることが多いのか……30

第2章 訪問診療の10大臨床症状：各論　32
　1 腰痛の訴え……32
　2 便秘の訴え……38
　3 頻尿・尿閉（蓄尿障害・排尿障害）の訴え……46
　4 かゆみの訴え……54
　5 下腿浮腫の訴え……59
　6 転倒・転落……64
　7 不眠（睡眠障害）の訴え……68
　8 眼症状の訴え……73
　9 うつ状態……77
　10 貧血……83

第3部 訪問診療で診る10大疾患：知っておきたいその病態と治療

第1章 訪問診療と病診連携―入院か訪問診療か―　90
　1) 訪問診療から入院となった理由・病態……90
　2) 病診連携と訪問診療の貢献……91
　3) 訪問診療患者で入院が必要かどうかの判断……92
　　コラム⑤ 診療情報提供書（紹介状）の書き方……93

第2章 訪問診療で診る10大疾患・病態：各論　95
　1 大腿骨近位部骨折……95
　2 誤嚥性肺炎……100

| 3 | MRSA・緑膿菌・紫色尿 | 105 |
| 4 | 認知症 | 108 |

平沢スリープ・メンタルクリニック　平澤秀人 院長

コラム⑥　心をおだやかにする回想法　〈平澤秀人〉 114
コラム⑦　訪問診療でよく用いる言葉「HDS-R」 114

| 5 | 意識消失発作 | 116 |
| 6 | パーキンソン病 | 121 |

順天堂大学医学部附属順天堂越谷病院 神経内科　頼高朝子 准教授

7	下腿潰瘍	128
8	帯状疱疹	131
9	廃用症候群	133
10	介護完璧症候群（私案）	136

第4部　訪問診療で必要な10の知識と手技

| 1 | 高齢者とのコミュニケーション | 140 |

コラム⑧　在宅療養患者さんの服薬数 143

| 2 | リハビリテーション | 144 |

コラム⑨　訪問診療でよく用いる言葉「ADL」 148

3	胃瘻の管理	150
4	在宅酸素・人工呼吸療法：HOT，CPAP，NPPV	158
5	膀胱カテーテル留置・交換	164
6	人工肛門の管理	170
7	褥瘡処置	174
8	緩和ケアと patient controlled analgesia（PCA）	177
9	看取り	182
10	主治医意見書	186

コラム⑩　認知症患者さんの家族向けの冊子 194

第5部 訪問歯科診療，スタッフとシステム

第1章 訪問歯科診療　　196
医療法人社団白報会 つばさ総合診療所　永野和彦 歯科医長

- 1) 今日も元気に！　口腔ケア（口腔衛生状態を整える）……196
- 2) ちゃんと食べられていますか？
  （摂食・嚥下障害をスクリーニング）……201
- 3) 弱っている摂食・嚥下を助けるリハビリテーションについて
  （各種訓練）……203

第2章 ケアマネージャーの役割　　206
医療法人社団白報会 入間藤沢幸楽園　萩野トモミ ケアマネージャー

- 1) ケアマネージャーの役割……206
- 2) 計画書の作成〜サービスの提供……209

第3章 訪問診療における相談員の役割　　213
医療法人社団白報会 さいたま在宅診療所　台 紀恵 相談員

- 1) 相談員は訪問診療の最初の窓口……213
- 2) 患者さんの生活環境，家族など背景の把握……214
- 3) 訪問診療開始前後の患者，家族への支援……215

あとがき……219
さくいん……221

第1部

訪問診療の概要

CHAPTER 1 在宅医療, 訪問診療とは

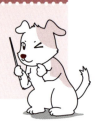

ポイント

- 在宅医療:療養している患者さんの自宅や老人ホームへ出向いて行う様々な在宅療養支援医療
- 訪問診療:定期的に往診して年中24時間患者をサポートする在宅医療の中の制度

1 在宅医療, 訪問診療の意味と役割

（若手医師）　今日は先輩の診療所に「手伝い」に来たけれど,仕事の内容が詳しく知らされていないから,困ったなあ.

（犬）　「手伝い」＝実はバイトでしょ！　研修医はアルバイト禁止じゃなかった？（吾輩はこのクリニックの院長先生の飼い犬である）

　こう見えても初期研修は修了しています.怖いものなしですよ（自信満々）.今日は祝日だから大学病院にも迷惑はかけていないはず.でも,なぜ祝日も診察するのかな？　ゆとり世代の自分たちにはわからないね.さあ着いた.駅近できれいなクリニックだけど,狭いね.あれ,外来に待っている患者さんがいない！　なぜだろう？　やっぱり祝日か？　スマホで確認しよう（プルダウン,タップ）.

（医師）やあ！ よく来てくれたね．ここは在宅診療所だよ（正確には在宅療養支援診療所）．

今日はよろしくお願いします．ところで在宅診療所とはなんですか？

訪問診療をするクリニックのことです．

在宅診療とか訪問診療とは何ですか？ 大学の講義にはまったくありませんでした．共用試験にも国家試験にも出ていなかったように思います．

すでに身近なところで在宅医療は行われていますよ．在宅云々を目にしたことありませんか？

学術書の多くが「言葉の定義」の羅列から始まっているために，読者の興味を失ってしまう．この本では逆に「質問から始めることにしよう」とご主人は考えたようだな．読者の皆さんはこの若いDrになったつもりでついて来てください．

そう言われても……大企業の「在宅勤務」しか思い浮かびません．
ああ，そうか．診療所と自宅が1つの建物になっていて，医師は通勤しないという新しい勤務方法のことでしょう（自宅兼診療所だから，診療所に自宅の犬が出てきてしまっているのだ）．

吾輩は読者の理解を助けるために出てきているのさ．「訪問看護ステーション」とか「訪問歯科診療」という看板を街で見かけたことないのかな．若い医者は病院の外には出ないのか？

代表的な在宅医療は患者さんの家などに定期的に行って診療する「訪問診療」です．家などと言ったのは老人ホームも自宅とみなされるからです．

在宅医療，訪問診療とは (Chart 1-1)

訪問診療？ それは往診といっしょじゃないですか？

（看護師）往診との違いは，病状に変わりがなくても定期的に訪問する点です．それに，訪問診療は契約ですから24時間365日フォローアッ

Ch.1 在宅医療，訪問診療とは

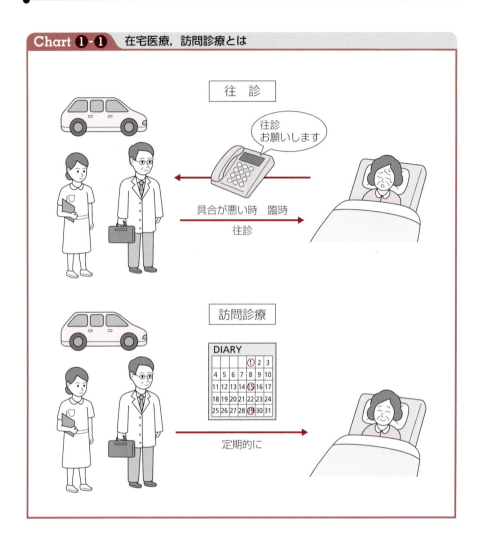

Chart ❶-❶ 在宅医療，訪問診療とは

プするのですよ．

　もともと在宅医療は，たとえば，在宅酸素療法や家庭注射（インスリンなどの自己注射のこと）を指していました．現在の在宅医療の意味は広くて，積極的なものです．医療スタッフが患者さん宅（正式には患家と呼ぶ）に定期的におしかけて医療行為を行うことです．「在宅患者の療養を支援する医療」＝「在宅療養支援医療」が現代の在宅医療です．その在宅医療の中心的行為が「在宅患者訪問診療」，略して「訪問診療」です．それを

行うのが「在宅療養支援診療所」，略して「在宅診療所」です（省令でつけられた名称なので訪問診療所とは呼びません）．ところで，定期的な訪問診療から外れた（夜間，深夜，緊急）などの訪問診療は「臨時往診」と呼ばれています．これは，従来から開業医の先生が行ってきた往診とほぼ同じ行為になります．

　日本人は何でも略すのが得意だから「在宅医療」はいつの間にか医療関係者の間では短く「在宅」になっています．患者さんからの電話で「今日先生はいらっしゃいますか？」と聞かれて，思わず「在宅なので不在です」と答えてしまったという笑い話もあります．

在宅医療の役割＝療養病床の代わり

　在宅医療の役割について説明しよう（**Chart 1-2**）．以前は，急性期病院を退院した後，通院治療が難しいと予想される患者さんは「療養型病院

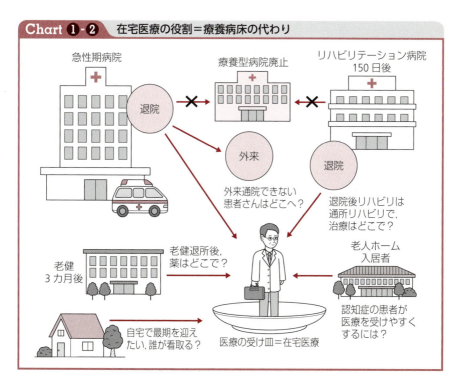

Chart 1-2 在宅医療の役割＝療養病床の代わり

（療養病床）」に転院して長期入院したままでした．「退院後自宅では療養できない」，「通院できない」患者さんが，なんとか在宅のままで療養することを手助けするためには，医療者側が患者さんの家を訪問して診療するしかありません．高齢者が増える一方，療養病床は削減（全廃）されます．そこで，在宅医療は，病院に残れない高齢患者を受け入れる，いわば受け皿となる役割を任された「新しい診療制度」なのです．

　いままであった「療養病床」は 2018（平成 30）年度末までに廃止されます（延期される可能性はありますが）．冷たいようですが，国が決めました！

　私が付け加えます．20～30 年前までは，高齢で介護が必要な方は，長期療養入院か自宅で家族が介護をしてきました．しかし，高齢者の増加，医療費の負担増，家族構成の変化などの問題が生じてきました．また，「最期」は自宅で迎えたいとの希望も増えてきました．そこで，2000（平成 12）年に開始された介護保険制度を基盤として，まず，食事の介助や入浴などの日常生活の介護サービスが整えられ，次に，療養病院に入院することなく治療を受けられる「在宅医療」が推進されてきたというわけです．

　（事務員）「介護保険制度」というものについて若い人は知らないかもしれませんね．介護保険制度が始まったのは 2000（平成 12）年からで，保険料を納め始めるのも 40 歳からで，若い人は普段目にしない制度だからです．そして，お世話になるのは 65 歳以上で「要介護認定」された人「2016（平成 28）年で 65 歳以上の人口の 17.7％」だけですからね（特定の疾病では 40～64 歳でも受けられます）．ただし，利用者数は増え続けて，2016（平成 28）年には，全国で 600 万人余の方が利用しています．

　600 万人といえばデンマークの全人口より多い！　少子高齢化が進む日本では，従来の健康保険制度を破綻させないためには，介護保険は良い方法だと思うよ．

　ところで，一般の外来で 85 歳を超える高齢患者さんの診察をしたことがあるかい？　思い浮かべてみて．高齢者が外来で診療する際には「病気の本題」に入らないうちに診察が終わってしまうこともある．記憶力も衰

え，動作も遅くなってくる高齢者が限られた時間内に「外来診察」を受けること自体に無理がある．これは，多くの医師が実感していることでしょう．この点においても医師が訪問する診療は，高齢者に優しい医療であるといえますね．

なるほど．高齢者にとって訪問診療は最適の医療というわけですね．

いやいや，そこまでは言っていません．外来通院できてコミュニケーションがとれるならば，外来診療でよいでしょう．外来が向いている疾患，入院しなければならない疾患，そして，訪問診療がふさわしい疾患があるということです．具体的には後ほど（p.26，第2部1章「訪問診療の診かた，考えかた：総論」）説明することにしよう．

在宅医療は介護・医療が必要な高齢者等の自宅などへ出向いて行う医療です．高齢者が自宅で最期を迎えたいという希望と介護療養病床を廃止して医療費を抑え，介護保険による在宅介護と在宅医療の組み合わせに転換するという国の方針に沿うもので，今後も重要性が増していく医療です．在宅医療の中心となる医療行為は，契約のもと定期的に往診して，年中24時間サポートをする訪問診療です．医師が行う訪問診療だけが在宅療養支援医療ではありません．訪問看護，訪問歯科診療，訪問リハビリテーション，訪問服薬指導などがあります．

❷ 在宅診療所とは

さあ，在宅診療所のスタッフが全員そろったから訪問診療に出発しようか．車に乗るのは看護師さんと君だ．君だけでは頼りないから，今日は私も乗って行くとする．君にはいろいろ憶えて，今後の手伝いをスムースにしてもらいたいからね．期待しているよ．

職員全員とおっしゃいましたが，医師と看護師と事務員の全部で3人だけですよね．あと犬と．

そうです．実際に訪問診療するのは医師と看護師の2人で事務員と犬は留守番です．

外来診療はどうするのですか？

ご覧の通り，閑古鳥！　在宅診療所は外来診療を行いながら在宅療養を支援することになっていますが，「在宅」と看板を出すと一般の患者さんはほとんど来ません．内視鏡やCT検査などを希望する患者さんは，別の病院に行くというのが現実です．特に都会では在宅診療所は実質的には「在宅医療専門」の医療機関でしょう．

都会って，ここ埼玉ですよね．

在宅療養支援診療所の施設基準

（失笑）都市部ということで話を続けよう（**Chart 1-3**）．在宅療養支援診療所には施設基準があります．外来をほとんどしない代わりに定期往診（通常月2回程度）を行います．従来の往診と異なるのは，患者さんの調子が良くて治療を必要としない日でも定期的に診察に伺うことです．定期往診日以外に具合が悪ければ，電話相談，往診，緊急往診，病院への紹介が行われます．そして，これらは，原則として24時間365日責任を持って訪問診療の医療機関が行います．

たとえて言えば，エレベーターの年間保守契約のようなものです．ここで疑問となるのは「安定した病態の患者さんには，お仕着せの往診にならないか？」という点ですが，2週間に1回程度の診察も必要としない病態の方は契約をしませんので，そのようなことはないと思います．契約の際

Chart 1-3　在宅療養支援診療所の施設基準

① 24時間連絡を受ける体制の確保
② 24時間の往診体制
③ 24時間の訪問看護体制
④ 緊急時の入院体制
⑤ 連携する医療機関等への情報提供
⑥ 年に1回，看取り数を報告している

・**機能強化型在宅療養支援診療所**ならより安心であるが，医師3人など強化型は条件が厳しい．
・**緩和ケア充実診療所**も増えている．療養病床の受け皿であるなら，緩和ケアも必要．

には「相談員」の方がしっかりと説明をします（p.213, 第5部3章「訪問診療における相談員の役割」を参照）．なお，「在宅療養支援診療所」でなければ訪問診療ができないわけではありませんが，年中24時間診療が受けられる，あるいは連絡がとれるという用件を満たしている「在宅療養支援診療所」が在宅医療の中心的診療所です．一方，医療機関の側からすると，個人で24時間365日完璧に対応することは現実的には不可能です．この条件を満たすために，複数のクリニックとの連携などの工夫がなされています．

在宅診療所とスタッフと診療範囲（Chart 1-4）

　在宅診療所とはこんな感じの小さなクリニックです．普通は1施設を常勤医師1人で運営していますが，常勤医師3人以上（連携を含む）や一定の経験がある診療所は，「機能強化型在宅療養支援診療所」の基準を満たしており，そのほうが患者さんにとっても安心です（p.13, 第1部

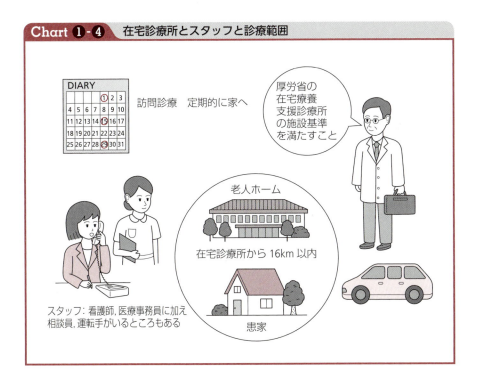

Chart 1-4　在宅診療所とスタッフと診療範囲

実際に利用されている典型的な患者さんは，療養型の病院を退院した方で要介護の認定を受けている方です．なお，訪問診療の範囲は診療所から16km圏内とされています．厚生労働省の平成26年アンケート調査では，個人宅のみを対象に訪問診療する場合，2週に1回の訪問を医師1人で平均85人程度/月の患者を担当していたそうです．

 では出発します．車の中で「在宅療養支援診療所の現状」について竹﨑先生から頂いたお話を紹介しよう．

 軽自動車で行くのですか？ 先輩この前の同門会にはBMWで来ていませんでしたか？

 （咳払い）患者さんの家の前の道路は狭いからね．

コラム① 訪問診療の原点はどこにあったか？

「訪問診療の原点」はどこにあったのでしょうか？ 厚生労働省の終末期医療に関する調査等検討会の委員には諏訪中央病院管理者（当時）の鎌田 實先生が名を連ねていました．その鎌田 實先生が，若い頃，信州に赴任する際に慕い目標とした「医者先生」が佐久総合病院の若月俊一先生でした．

佐久総合病院史（www.sakuhp.or.jp）によると，今から30年前の昭和62年から「約30名の在宅患者さんに月1回の訪問診療を行い，24時間電話対応，患者の要請によって医師の往診（24時間緊急往診）を行い．また，入院が必要な場合には24時間緊急入院させる」システムを整えたとのことです．これが訪問診療のひとつの原点であり，鎌田 實先生はそれを熟知していて厚生労働省や一般市民に，佐久総合病院の寝たきり撲滅実績をアピールしていたと推測されます．長野県は医療費を抑えながら健康寿命を延ばしている県として知られています．それは一朝一夕に達成されたものではなく，若月俊一先生や鎌田 實先生の努力の結果と言えるでしょう．若月先生といえば，長きにわたり「農村医学会」を主催されていました．自分が学生の頃，先輩から何度も「農村医学会」に行ってみようと誘われたのに断ってしまったことを，今は後悔しています．

コラム❷ 訪問診療で利用する薬剤・機器等のリスト

Chart ❶-❺ 置き薬リスト（例）

薬効	錠剤・カプセル	顆粒・細粒	坐剤（基本的には冷所保存）	テープ	液体その他の形状
総合感冒剤		PL配合顆粒（1g/包）			
解熱・鎮痛剤	カロナール錠200	カロナール細粒20％（1g/包）	カロナール坐剤200mg		
消炎・鎮痛剤			ボルタレンサポ25mg・同 50mg		
熱性痙攣治療剤			ダイアップ坐剤10mg		
去痰剤	ムコソルバン錠15mg				
咳止め	メジコン錠15mg				
抗菌剤1	クラリス錠200	クラリスドライシロップ10％小児用100mg（0.5g/包）			
抗菌剤2	セフゾンカプセル100mg				
抗菌剤3	クラビット錠500mg	クラビット細粒10％100mg			
抗インフルエンザ剤	タミフルカプセル75mg				
吐き気止め	ナウゼリン錠10mg		ナウゼリン坐剤30mg		
胃粘膜保護剤	ムコスタ100mg				
下痢止め	ロペミンカプセル1mg				
下剤	プルゼニド12mg		テレミンソフト坐剤10mg		ラキソベロン内服液0.75％
利尿剤	ラシックス錠10mg				
降圧剤	アダラートカプセル10mg			ビソノテープ8mg	
虚血性心疾患治療剤				フランドルテープ40mg	
睡眠導入剤（本来は置いてはいけない）	マイスリー錠5mg				

Ch.1 在宅医療,訪問診療とは

Chart 1-6 往診持参品リスト

カルテ・事務用品	携帯電話, 電子カルテ端末, 紹介状, 死亡診断書, 印鑑, 封筒
診察・計測機器	聴診器・ペンライト, 非接触型体温計, SpO_2 計測器, 携帯心電計, 血圧計, 血糖測定器
ディスポ等	手袋, アルコール綿, ゴミ袋, 舌圧子
薬品等[注]	キシロカインゼリー, 維持液点滴セット(針を含む), 採血セット(試験管含む), (冬)インフルエンザ簡易テスト

注:薬品,消毒液などは患者に合わせてその都度準備する!

CHAPTER 2 在宅療養支援診療所の現状

社会医療法人社団健友会 天沼診療所　竹﨑三立 所長

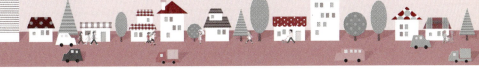

　在宅医療を実際に行う在宅療養支援診療所の現状はどうなのか，東京保険医協会前副会長の竹﨑先生に特別にお願いして執筆していただきました．

　（竹﨑先生）　在宅療養支援診療所は2006年の診療報酬改定時に初めて診療報酬上点数を位置づけられました．超高齢社会到来の中，厚生労働省の在宅医療強化方針のもと，できるだけ外来，在宅医療に頼り，ときどき病院入院の方針が強化されてきています．在宅療養支援診療所の現状と今後の動向・問題点につき述べるとともに，大都市部の支援診療所の実態についても報告します．

1　在宅療養支援診療所の実情

　2006年診療報酬改定時，緊急往診依頼時の24時間応需体制や在宅で看取る体制作りなどの厳しい条件付きながら点数付け評価がなされました．

訪問診療の歴史的経過

　1961年国民皆保険制度導入以前，自費医療中心の時代，特に戦前は開業医の数も少なく，医療費も高くかかり，日常の病気時には家庭薬配置業の薬（いわゆる富山の置き薬）や民間療法に頼っていました．疾病構造も感染症中心の急性疾患が主で，急変時や死亡確認時に往診を依頼するくらいでありました．国民皆保険が充実され，また医療機関の増加と疾病構造が癌や慢性疾患へと移行するに従い，外来医療とともに往診医療も徐々に増えてきました．2000年に介護の社会

化を謳い，介護保険制度が開始され，同時に訪問診療が重視されてきました．しかし高齢化の進行のもと，介護保険料の増加が著しく，介護保険法「改定」により，2017年度からは要支援者の介護予防訪問介護と介護予防通所介護が自治体の新総合事業へ移管されることになりました．また訪問診療への診療報酬も見直され，ますます複雑化が進行しており，在宅医療強化の方針に反する強引な診療報酬の取り扱いが問題となってきています．

訪問診療が増加してきた要因と地域格差

多くの疾病を抱えている高齢者が急増し，外来通院困難な患者さんが増加し，また急性疾患中心から慢性疾患中心への医療構造・疾病構造の変化が訪問診療の需要を喚起しています．その上，厚生労働省の医療費削減政策で病院から在宅へ，医療から介護への流れが強化されたことも大きな要因です．今次診療報酬改定でも病院からの在宅復帰率が強化され，さらに在宅医療・訪問診療の役割が強調されてきています．

しかし大都市部と地方中核都市，中山間地における訪問診療・介護保険対応には大きな違いがあります．診療圏が広域で人口過疎の中山間地では定時の訪問診療は対応可能ですが支援診療所の要件をクリアすることは困難であります．地方中核都市や大都市圏においても24時間応需体制や年間看取り数要件等を満たすことは個々の開業医では困難を伴い，なかなか支援診療所の増加には至っていません．2010年に在宅支援診療所は12,500件弱でしたが，2012年7月でも13,800件弱と約10万件の診療所数の14%程度しか届け出していないのが現状です．一方この間，大都市圏においてしか機能できない往診専門診療所が大都市圏において急増してきています．そのため，今次診療報酬改定において往診専門の診療所に対する要件が強化されました．

在宅療養支援診療所の要件と診療報酬の位置づけ

在宅時医学総合管理料を取得するためには24時間応需体制，在宅で看取る体制作りが求められます．支援診取得診療所がなかなか増えない実態の中，2012年度診療報酬改定で，連携医療機関の年間看取り数4件以上や月1回のカンファランスが必要等の要件はあるものの機能強化型在宅療養支援診療所が位置づけられました．2013年7月，在宅支援診療所の約20%が機能強化型を届け出をしました．一方，不適切事例に対するペナルティー強化として同一建物居住者へ

の訪問診療料が大幅に引き下げられました．2016年診療報酬改定では自宅のみでなく有料老人ホーム，サービス付き高齢者住宅と認知症グループホーム居住者も居住系施設として特定施設医学総合管理料対象施設と位置づけられ，名称も施設入居時等医学総合管理料と変更されました．不合理是正の要求運動の成果もあり，同一建物居住者区分が廃止され，単一建物診療患者の人数により区分する点数が導入されました．医学総合管理料算定基準は患者の重症度や月1あるいは2回の訪問診療回数による区別，看取り患者数，単一建物診療患者人数区分等により差別化が導入され，病院における重症度・介護度による入院基本料算定の考え方が在宅診療に対する点数にも導入され，ますます複雑化されました．在宅専門の診療所に対しては在宅医療提供範囲の明示や訪問診療患者の重症度・介護度要件が強化され，看取り実績年20件以上や年間5カ所以上の医療機関からの新患患者紹介が必要等とされました．

2 大都市圏における支援診療所の実態

当院のある東京区西部第二次医療圏

　杉並区・新宿区・中野区は総人口117万人余で2010年度人口密度17,139人，2035年には総人口の4％が減少，反対に75歳以上の高齢者が53％増加すると予想されています．大学病院や大病院は充実していますが，高い地価のもとで施設数が絶対的に不足している地域でもあります．特別養護老人ホームや介護事業所などは不足しており，増えるのはサービス付き高齢者住宅や有料老人ホームばかりです．今後，医療需要より介護需要が急増することが予測されています．昭和40年代に作られた団地群が多く，コミュニティーとしての機能が弱い中，一斉に居住者が老齢化しており，介護力の低下が著しいのが特徴です．東京地域医療構想では2025年には2013年比で慢性期病床の9,366.1床削減を予定している一方，高度急性期・急性期・回復期病床の増床で，差し引き計8,385.7床の増加が必要とされています．

当院のある杉並区における訪問診療の実態

　当院は東京区西部第二次医療圏（新宿・中野・杉並）の中，杉並区・中野区（人口約85万人）の地域で展開している機能強化連携型支援診療所9院所とともに

訪問診療に従事しています．杉並区は人口55万人ほどの区で，杉並区の在宅支援診療所の実態は，単独型3院所・連携型17院所の20院所が届出していますが，在宅看取り率は0～82%と格差が認められ，4院所が在宅看取り率0%でした[1]．単独型で年間看取り数や緊急時訪問診療件数をクリアすることは個人開業医にとって大変難しいことで，支援診療所はなかなか広がっていません．最近は病院における在宅復帰率が強化され，早めの退院が増え，訪問診療患者の重症化と訪問診療期間の短期化傾向が認められます．退院を迫られた家族が自分で往診してくれる院所を探さざるを得ぬ状態にもなっており，当院で新規に訪問診療になる患者さんも家族から直接依頼される例が増えています．高齢者はデイサービス，デイケア，ショートステイ，訪問看護，訪問介護，訪問マッサージ，訪問入浴となかなか忙しく，院所の都合で訪問診療日時を自由に決められる条件にはありません．厚生労働省には現状を十分に精査・評価したうえで在宅医療の強化方針を出してもらいたいと思います．

3 まとめと在宅医療推進における課題

　今次の診療報酬改定では，患者さんの住まいの条件により患者の自己負担が変わってしまうという，患者さんに説明しようがない複雑怪奇な内容が導入されました．法の下での平等原則が無視されています．何よりも，診療報酬により政策誘導するという無理が目立っています．

　超高齢化の進行と大都市部への人口集中，高齢者数の急速な増加の中で，在宅医療は多くの困難に突き当たっています．急変時の入院・入所施設不足，家族の介護力低下と地域における介護人材の不足は看過できない事態となっています．介護療養病床の2018年3月末までの廃止は撤回されていません．在宅療養支援の病棟不足は深刻で，病床機能報告制度・地域医療構想策定ガイドラインにより，急性期病棟の減少と慢性期・回復期病床への転換促進が強引に図られようとしていますが，基本病床数の絶対的不足は補えません．地域包括ケア病床の到達も不十分です．大都市部では特に独居の方や老夫婦二人所帯・また子供と同居していても日中独居の方が多く，在宅で看取れる条件がない方が多くおられます．また居住環境が厳しく，民間アパート，都営アパート，団地など古い集合住宅に住まわれている高齢者の方が多いのが実情です．緊急往診数は努力で補えますが，看取り数は努力で増やせるものではありません．2018年4月の医療介護同時改

正による影響は予測できませんが，今後在宅医療に積極的に携わる院所が増え，地域包括システムを真に確立させるためには，患者さんの医療費負担・介護負担の軽減と介護事業所の増強・患者急変時の受け皿つくりが喫緊の課題です．

【文献】
1) 2013・8・9 週刊朝日特集・全国厚生局開示請求資料．

コラム③ 在宅診療所の基準は終末期医療のあり方から生まれた？

　2016（平成28）年現在，在宅療養支援診療所の施設基準は以下の6項目です．「① 24時間連絡を受ける体制の確保，② 24時間の往診体制，③ 24時間の訪問看護体制，④緊急時の入院体制，⑤連携する医療機関等への情報提供，⑥年に1回看取り数を報告している」．このような24時間連絡について定期的に訪問するという日本の在宅診療所の原案はどこにあったのでしょうか？ 16 km（＝10マイル）圏内が診療範囲と決められているところからすると米英にそのシステムがあったかと思われましたが，私が調べた限りでは存在しませんので，日本独自のものと思われます．

　2004（平成16）年の厚生労働省の終末期医療に関する調査等検討会の報告書：今後の終末期医療の在り方についての一般アンケート報告書（実施は前年）に次のような質問がありました．

あなたはなぜ自宅で最期まで療養するのは困難だと思ったのですか．
（○はいくつでも）
1. 往診してくれる医師がいないから
2. 訪問看護体制が整っていないから
3. 介護体制が整っていないから
4. 24時間相談にのってくれるところがないから
5. 介護してくれる家族がいないから
6. 自宅では緊急時に家族へ迷惑をかけるかもしれないから
7. 居住環境が整っていないから
8. 経済的に負担が大きいから
9. 自宅で最期を迎えるのは一般的ではないから
10. 自宅では最期に痛み等に苦しむかもしれないから
11. わからない
12. その他（具体的に　　　　　　　　　　　）

　現在の基準と質問内容を比較すると表裏一体であることがわかります．つまり，このアンケートを作った人たちが，在宅療養支援診療所の基準も作ったと推定されます．

　ところで，アンケートの回答数第1位は「介護してくれる家族に負担がかかる」ので最期まで自宅で療養するのは困難というものでした．「介護保険を使った介護サービスがご家族の介護の負担を減らすことができる」ということが，当時はまだ認知されていなかったと思われます．ご家族の負担を減らすというのであれば（費用の問題は残りますが）「介護付老人ホーム＋在宅医療」が理想的な解決法であろうと私は思っています．

〈大久保〉

CHAPTER 3 居宅と施設への訪問診療の違い

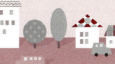

医療法人社団白報会 さいたま在宅診療所　島田浩至 院長

　(犬) 訪問診療する場所には患者さんの自宅と老人ホームなどがあるけれど何か違いはあるのでしょうか？　白報会さいたま在宅診療所の島田院長に聞いてみましょう.

1 訪問診療を提供できる場所 (Chart 1-7)

　(島田先生)　訪問診療は，医師が自力での通院が困難な患者宅へ直接出向いて定期的に医療を提供し，健康管理を行う形態をとっていますが，訪問する場所は一般の居宅にかかわらず多数の入居者が生活する施設なども対象になっています．高齢者が入居し生活をしている施設などには，サービス付き高齢者向け住宅，グループホーム，有料老人ホーム，特別養護老人ホーム，小規模多機能型居宅介護事業所，介護老人保健施設などありますが，どこにでも無条件で訪問診療に入れるというわけではありません．配置医がおかれている特別養護老人ホームや介護老人保健施設では，原則，訪問診療は利用できないことになっています（注：特別養護老人ホームは末期の悪性腫瘍の患者，死亡日から遡って30日以内の患者は例外的に訪問診療が認められています）．

　当たり前のことですが，対応人数の違いはあっても居宅と施設で特に診察の仕方が違うということはありません．実際の訪問診療において，通常の内科外来の診療スキルがあれば，ほとんどの場合，対応できるはずです．医療手技についても，点滴手技や経鼻胃管の挿入，尿バルーンカテーテルや胃瘻カテーテル，気管

Chart 1-7 居宅と施設の訪問診療の違い

	居宅	施設
診療形態	個別診療	集団診療
訪問診療の導入のきっかけ	外来からの移行，患者家族，ケアマネージャー，訪問看護，医療機関からの依頼	施設関係者からの依頼
患者との距離感	近い	居宅ほどは近くない
訪問診療の同伴者	診療所看護師	診療所看護師，施設看護師，施設介護スタッフ，薬剤師
移動効率	悪い	良い
患者の情報収集	患者本人，家族，ケアマネージャー，介護ヘルパー，訪問看護など	患者本人，施設スタッフなど
家族の同席	同席することが多い	同席は少ない
一人当たりの診療報酬	高く設定されている	低く設定されている

カニューレの交換などができれば，ほとんどの場合は対応可能だと思われます．

2 訪問診療の導入のきっかけ

　居宅への訪問診療は，外来患者からの移行，患者家族からの直接の依頼，ケアマネージャーや訪問看護，他の医療機関からの紹介などで開始となるケースが多いです．また，居宅への訪問診療であれば，イメージ的に従来から行われていた一般の診療所などから往診で患者宅を訪問し診療するのとそれほど大差はありません．直接患者宅を訪問することにより，外来診療だけではわからなかった患者の生活環境などがダイレクトに見えてきます．患者が家族と同居している場合は，両者の関係性もよく理解できて診療の手助けになることが多いでしょう．何より患者との距離をより近く感じることができ，患者の実生活に応じた医療が提供できることにつながると思われます．特定の部位や疾患だけに捉われるのではなく，患者の心理面や社会的側面なども深く考慮したうえで個々の状況に適した医療，いわゆる全人的医療を提供しやすいのも患者背景がよくわかる居宅への訪問診療の特徴でしょう．外来診療を行っている通常の診療所が訪問診療も行うのであれば，外来で診ていた患者が病気の進行などで通院が困難になった場合でも，そのままスムースに訪問診療に移行できるメリットがあります．患者の病状を一から

よく理解した主治医が変わることもなく，そのまま在宅でも対応することができれば，患者やその家族にとっても安心につながり喜ばれることが多いと思います．
　一方，施設への訪問診療は施設の関係者などから直接依頼され開始となるケースが多いです．居住空間は施設によって様々ではありますが，居宅のように生活感があるようなものではないことがほとんどです．また患者家族が同席することはほとんどなく，医療情報も施設スタッフから得ることとなり，居宅のように患者との間に身近な距離感を感じることは少ないでしょう．ただし，施設への訪問診療の場合は施設の看護師や介護スタッフだけにかかわらず，居宅ではなかなか同席できないような薬剤師までもが一緒に同席し，一つのチームとして診療を行うことができます．それによって，それぞれの専門性をよりよく発揮した診療を行うことができる利点もあります．

❸ 訪問診療の問題点とその対策

　訪問診療でとりわけ問題になるのが，移動による時間のロスです．外来で患者を待って診察するのに比べ，訪問診療は患者宅へ直接移動しなければなりません．患者宅ごとの移動距離やその時の交通状況によっては，患者の診察時間より移動時間のほうが長いことになっているということにもなりかねません．その点，施設への訪問診療は同一建物内での短い移動にとどまっています．それにより同じ時間でたくさんの患者を診察できるというメリット（施設の患者やスタッフにとっても，医療提供者にとっても）があります．そのメリットを最大限に生かすためにも，そしてスムースな診察をするためにも，施設，診療所双方で訪問診療導入のための事前の打ち合わせをしておくとよいでしょう．
　施設の場合，ある程度の集団生活となっていることから入居者全体でのスケジュール管理となっていることが多いです．急場の往診を除き，施設内のイベント時間を外しての訪問診療が望まれる傾向にあります．診察場所についても患者の居室を順に訪問するか，施設の医務室などを借りて行うこととなります．一箇所に留まって診察できるようであればあまり問題にはなりませんが，患者の居室を移動しての診察となると紙カルテの場合，多数のカルテを運ぶ台車などを事前に準備しておくとよいでしょう．最近，医療機関で導入が増えている電子カルテはその点，機動性が高いです．また，患者の情報収集に関しても，居宅の場合は患者本人またはその家族（独居の場合はケアマネージャーやヘルパーなどの介護

サービス提供者，訪問看護師ということもありえます）からとなりますが，施設においては家族が同席することは少なく，施設スタッフや患者本人となります．訪問診療の場合，自分の状態を訴えられない患者も多く，診察前に施設スタッフに患者の事前情報をまとめてもらっておくとスムースに診察できます．処方箋については居宅，施設の両者ともに電子カルテであれば携帯型プリンタでその場で打ち出しもできますし，そうでなくても事前に予定処方を打ち出しておけば現場での訂正や追加で対応できます．

　今後の治療方針を決める際に，本人がしっかりしており自己決定できるような状況にあれば問題になりません．しかし，訪問診療の対象患者の性質上，認知症などで自己決定できない状況の患者が多くいます．そのため患者家族とのやり取りが必要になることが往々にしてあります．その際に，家族が同居している居宅ではキーパーソンの家族と直接やり取りができることが多いため，あまり問題にならないことが多いですが，家族の同席があまりない施設ではその場での対応に苦慮する例が多く見受けられます．トラブル回避のためにも施設のスタッフを介して患者家族との連絡を普段より密にしておくことは重要ですが，急場のすぐに連絡がつかない場合に備えて事前に大まかな対応を決めておくと診療がスムースになるでしょう．そのためにも初診の時や状態が大きく変わった時は家族に直接施設に来てもらって話をしておくのが望ましいと思います．また，施設といっても看護師の常駐する施設かどうかで医療の対応レベルが異なってきます．介護スタッフだけで医療従事者のいない施設は，一般の居宅同様，介護スタッフへの患者対応のきめ細かな指導が必要となります．

❹ 居宅と施設の診療報酬の違い

　診療報酬についても，居宅と施設では違いがあります．在宅療養支援診療所の制度ができ訪問診療が始まった当初は，居宅と施設への訪問診療の診療報酬はそれほど差がありませんでしたが，診療報酬の毎回の改定で移動高率のよい施設への訪問診療の報酬が下げられる傾向にあります．それに伴い以前と比べて医療経営的に施設への訪問診療のメリットが失われてきているのも事実です．しかし，診療報酬面での効率ばかりを考えて本来の目的から離れてしまった在宅療養支援診療所が増えてしまったという，これまでの状況からみても診療報酬の適正化ということを考えるとやむを得ないことだと思われます．

5 訪問診療の今後

　我が国の 65 歳以上の高齢者は，国民の総人口が減るにもかかわらず増加の一途をたどり，内閣府の高齢社会白書でも 2042 年頃まではその傾向が続くことが予想されています．世帯についても高齢者の「単独」あるいは「夫婦のみ」世帯が全世帯の約半数を占め，中でも高齢者単独世帯が著しく伸びています．誰も身寄りのない独居の高齢者も増えてきており，訪問診療での対応に苦慮するケースが多くなることも考えられます．また一方では，高齢者人口の増加に伴い高齢者向けの施設も増加傾向にあり，今後も施設への訪問診療はまだまだ需要が見込めるでしょう．居宅，施設にかかわらずどちらも他職種との連携は必要不可欠であり，これからは様々なケースにでも柔軟に対応できるような訪問診療のあり方が望まれるのは言うまでもありません．

コラム④ 老人ホームは厚労省，サ高住は国土交通省管轄

　在宅医療では高齢者のご自宅に伺うことになります．ご高齢の方の家というと古い一戸建てを想像してしまいますが，都市部では老人ホームに住んでいらっしゃる方が多く，そこもまた介護保険制度上は自宅とみなされます．典型例はサービス付高齢者用住宅（サ高住）です．ご本人が契約して部屋を借りている賃貸マンションのようなものですから自宅と言ってもよいでしょう．グループホームはどうでしょう？　介護保険制度上では，軽度認知症の患者さんがお互いに助け合いながら生活することを念頭において認可された文字通り「家」です．ところで，老人ホームには「住宅型」と「介護付」と呼ばれるものがあります．住宅型施設で介護を受ける場合には，外部からサービス業者に来てもらって介護サービスを受ける（形式）になります．それを利用すれば結果として介護付と変わりません．では，サービス付高齢者用住宅は介護付老人ホームなのでしょうか？　サービス付高齢者用住宅の頭についているサービスとは何でしょうか？　実は「安否確認」と「生活相談」だけです．そのサービスだけでは高齢者は不安です．そこで，「特定施設入居者生活介護」という指定を都道府県から受けて介護等のサービスを提供すればちょっと高級な介護付老人ホームになり，入居者も安心というわけです．介護付老人ホームとほとんど同じなのに名称が違うのは，サービス付高齢者用住宅は，高齢者の住まいが不足することの対策として国土交通省が管轄して，補助もしながら建築を促進していたという経緯によるものです．老人ホームはご存知のように老人福祉法で規定されたもので厚生労働省の管轄です．老人ホームは厚生労働省，サービス付高齢者用住宅は国土交通省というわけです．

　さて，余談ですが地図上の記号として老人ホーム「⌂」ができました．このマークは国土交通省管轄の国土地理院が採用したものですが，国土交通省管轄でもサービス付高齢者用住宅では使われていないようです．

〈大久保〉

第2部

訪問診療の10大臨床症状

❶ 腰痛の訴え
❷ 便秘の訴え
❸ 頻尿・尿閉（蓄尿障害・排尿障害）の訴え
❹ かゆみの訴え
❺ 下腿浮腫の訴え
❻ 転倒・転落
❼ 不眠（睡眠障害）の訴え
❽ 眼症状の訴え
❾ うつ状態
❿ 貧血

CHAPTER 1 訪問診療の診かた，考えかた：総論

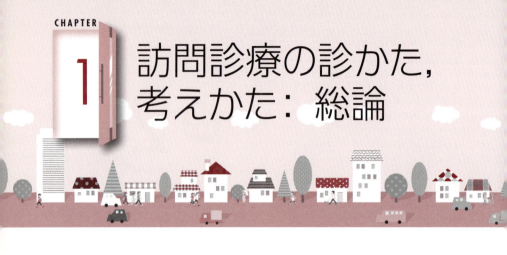

1 訪問診療で診る疾患はどのようなものが多いか

　（医師）現代の診断学は，画像診断と臨床検査から得られる情報に依存しています．それらは客観的であり，診断の正確性を高めています．しかし，訪問診療では多くの場合，画像診断装置が使えません．そこで，内科診断学の基本に戻って，既往歴，本人（あるいは家族・介護士）の訴えを聞き，理学所見をとり，自分一人で診断して治療を行うことになります．このように書くと訪問診療はとても難しい医療に思えますが，高齢者は慢性の疾患が多く，すでに診断がついている場合も多いので，「聞く力」があれば心配無用です．外来診療では確定診断を下すために検査を含めて1週間を費やしますが，訪問診療では，治療優先と考えてください．

　（若手医師）もう少し具体的に教えてください．

　たとえば，外来初診で腰痛を訴える人を診察する場合，痛みが腰に限局して，臀部や大腿に神経痛がないことを確認した後，さらに内臓疾患による痛みではないかどうか調べることが多い．腰椎のCT検査や腹部超音波検査を予約して，一般的な痛み止めの薬を出して終わるのが1日目の診察．CTは結果が出るまで早くて1週間，MRIは1カ月後となり，確定診断には時間がかかる．一方，訪問診療の場合は，痛みは慢性であり，過去に検査して圧迫骨折や腰部脊柱管狭窄症と診断されているなどの状況

証拠があることが多い．これを念頭において治療を開始すればよいのです．高齢患者さんの場合，鑑別診断よりも治療を優先してもよいということです．

訪問診療での診かた，考えかた（Chart 2-1）

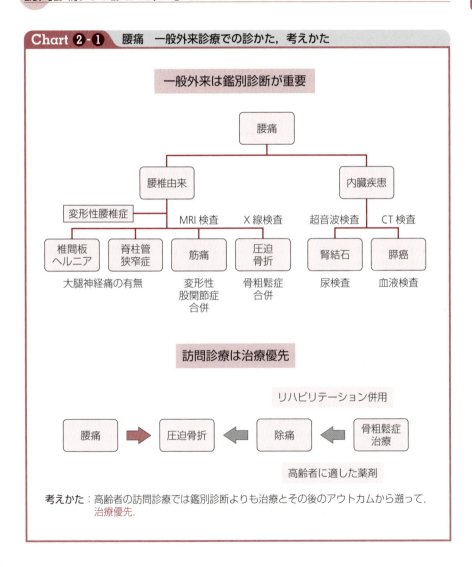

なんだ，簡単ですね．内科新患としてではなく，整形外科再診患者として診ればよいのだ．楽勝，楽勝．

　私がここで言いたいのは，鑑別診断にかかる労力や時間を治療と患者さんのために使ってほしいということです．つまり，痛みを除くと同時にその背景にある骨粗鬆症の治療を開始して，通所リハビリを手配して，カルシウムを摂ってもらうという指導にまで気を回してほしいのです．

　なるほど．外来では診断がついたらひと安心で，その後どうなっているか実際には確認していませんでした．ところで，話に出てきた骨粗鬆症の経口剤はあまり効かないですよね．

　外来では患者さんをフォローアップしている期間が短いから，そのような印象を持っているのでしょう．それに骨粗鬆症の薬は，その服用の難しさからコンプライアンス（きちんと服薬すること）が低く，改善の実感もないため，治療をやめてしまう患者さんも少なくないようです．その点では骨粗鬆症の治療は訪問診療で行ったほうがよいと思います．私の経験では骨粗鬆症の治療では，テリパラチド（副甲状腺ホルモン製剤）注射製剤の効果発現が早く，これによって腰痛も治まることも多いですね．外来で注射を受けるために頻回に通院するのは大変ですが，訪問診療なら簡単です．家で待っていれば注射を受けることができるからです．しかも，滅多なことでは医者は訪問診療を忘れません．

　訪問診療ではどのような疾患の患者さんが多いのですか？

　良い質問ですね．私も訪問診療を始める前に調べてみましたが，訪問診療の疾病頻度データは見当たりませんでした．そこで，まず厚生労働省の傷病分類別入院，外来推計患者のデータをグラフ化（疾患別患者数/全患者数：施設別）しました．それが **Chart 2-2** の左の2本の柱（入院・外来）です．これは調査1日中に医療機関にかかっていた全患者（当然高齢者だけではない）が示されています．そこに自験例165例（平均86.3歳，要介護度平均2.6）を6カ月間訪問診療した際に認められた疾病の比率（疾患があって治療している患者数/全体の患者数）を当てはめてみました（**Chart 2-2** の訪問診療の赤色の柱）．これを見れば，入院外来と比較して訪問診療ではどのような疾患が多いかがわかると思います．

Chart 2-2 傷病分類別入院，外来推計患者割合と訪問診療実患者数割合の比較

「厚生労働省　統計・白書　平成26（2014）年患者調査　傷病分類別にみた施設の種類別推計患者数」を引用して，総患者数（外来・入院）に占める疾患別患者数の割合を示した．

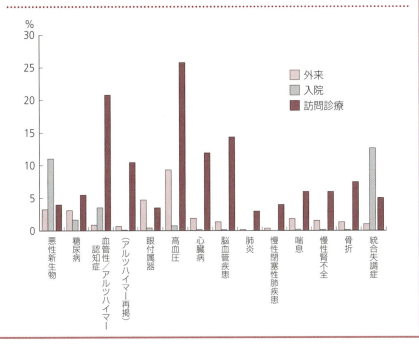

　全患者の中で入院患者の比率が高いのは，悪性新生物，認知症，統合失調症ですね．外来では高血圧，眼疾患，糖尿病の患者の比率が高いことがわかります．訪問診療では高血圧，認知症，脳血管障害，心臓病の順で比率が高いですね．訪問診療は入院と外来の中間のような頻度分布ですね．

　この表は訪問診療では，病院を退院した後，外来通院できない患者さんが多いという現状を反映していると思います．「脳梗塞で緊急入院して治療を受けたあと，療養病床で療養していたが，退院となり家で療養することになった．介護する家族も高齢であり，高血圧や心臓病などの持病の治療のための外来通院が困難で，訪問診療を受けている」というような典型例が目に浮かびませんか？

2 訪問診療ではどのような訴え・症状を診ることが多いのか

では，訪問診療では実際にはどのような訴えや症状が多いのですか？

実は私も訪問診療を始める前は，高齢の方は「様々な訴えを長々と訴えるもの」と思っていました．ところが，そのような方の比率は外来と変わらないようです．

「訴え」の種類もそれほど多くないことがわかりました．**Chart 2-3** は自験例の「訴え・症状」の頻度を示したものです．165 人の高齢者を6カ月間訪問診療した際の訴えの集計です．主訴のみを重複なく示しています．

訪問診療に関するデータは少ないから貴重ですよね．在宅医療の医師 1 人が 1 カ月に診ている患者数が 100 人ならば，頻度 5％ は 1 カ月に 5 人からこの訴え・症状を聞くということになりますね．わかりやすいですね．

これを見れば訪問診療の全体像が見えますね．「私の診ている患者層と違う」との声も聞こえそうですが，あくまで個人の経験例ですから．吾輩の飼い主の訪問診療数は年間延べ 9,600 人だから，十分参考になるね．「診察メモ」まで見えているけいいの？　きっとこれは後輩へのアドバイスで大サービスだな．

「患者さんが先生です（患者さんが教えてくれます，患者さんから学びなさいという意味）」とは私の恩師の口癖です．そして，患者さんから教わったことを次の世代に伝えることも医師の使命です．

さあ！　訪問診療で重要な臨床症状 10 項目の各論に進もう！

Chart ❷-❸ 高齢者における訴え・症状のおよその頻度，一般成人との比較

×：無し，○：5％程度，◎：10％程度，●：20％程度　　　　　（経験例より）

訴え・症状	およその頻度	診察メモ
腹痛	●	骨粗鬆症，腰椎圧迫骨折，前弯症，うつ状態の誘因
便秘	●	内服剤（の副作用），筋力低下などを背景として最も多い
関節痛	●	慢性のものは毎回訴えがある
下肢の浮腫	●	複数の原因から生じるため頻度も高い
排尿障害・頻尿	●	男性の高齢者に多い．女性は慢性的な頻尿
血尿	●	カテーテル留置の場合頻度が高い
尿失禁・便失禁	●	要介護度に比例する
不安・抑うつ	●	原疾患にうつ病がなくても腰痛，不眠に伴って出てくる
転倒・転落	◎	集計すると予防策にもかかわらず5％の頻度で発生していた
眼の異常	●	眼脂，かゆみ，結膜下出血が多い．視力障害は訴えない
貧血	○	直接の訴えはないが高齢者では慢性貧血の頻度は高い
めまい	○	高血圧症と動脈硬化が多く，急性の場合は心房細動
不眠	●	とても多い．昼夜逆転が問題である
下痢	○	便秘と比べれば少ない
食欲不振	○	直接本人が訴えることは少ない
胸痛	○	狭心症と胃食道逆流と胸骨痛に3分される
発疹（かゆみ）	●	老人性瘙痒症とアレルギーに2分．帯状疱疹は数％必ずある
呼吸困難	○	高齢者でも過呼吸症候群もありうるが，ほとんどは肺炎
咳	×	咳単独の訴えの場合は一般成人と同じ急性咽頭炎が多い
痰	○	誤嚥性肺炎を疑うべきである
嘔気・嘔吐	○	若年層のような嘔気の訴えは多くない
胸やけ・心窩部痛	○	若年層のような嘔気や強い胃部痛の訴えは少ない
誤嚥	◎	自ら訴えるものではないが，食事の時の咳き込みは前兆
腹痛	○	便秘に関連したものの頻度が高い
四肢のしびれ	○	脊柱管狭窄症など一度は診断を受けている場合が多い
失神	○	自律神経失調と脳虚血が原因と思われるものが多い
全身倦怠感	×	ほとんど訴えない．食欲不振などとして認識される
けいれん発作	×	すでに診断がついているか，既往歴がある
体重減少	×	自らは訴えない
動悸	×	若年者のように敏感ではなく，自らは訴えない
リンパ節腫脹	×	自らは訴えないため，発見の機会が少ない
黄疸	×	自らは訴えない
発熱	×	高熱の場合は転倒の原因にもなる
頭痛	×	転倒して打撲しても訴えないことがあり，要注意

第2部　訪問診療の10大臨床症状

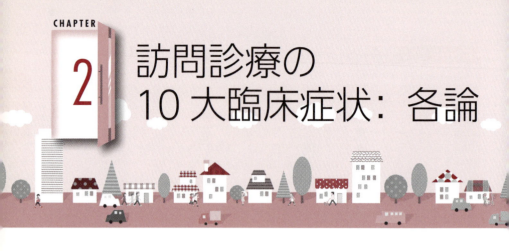

CHAPTER 2 訪問診療の10大臨床症状：各論

1 腰痛の訴え

ポイント

☑ 高齢者の腰痛の原因は，腰椎圧迫骨折，腰部脊柱管狭窄症．

- 訪問診療で診る腰痛の頻度は高い（自験例20％）
- 内服剤中心の治療．重複投与に注意
- 骨粗鬆症の治療で腰痛が改善することも多い

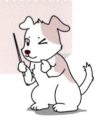

頻度・背景（Chart 2-4）

訪問診療自験165例（平均年齢86歳，女性67％，要介護度平均2.6，開始時202人診療中止の37人を除外の半年間観察）では41％が何らかの関節痛を訴えていた．その半数は腰痛である．腰痛単独が20％，馬尾神経症状を伴うものが5％あった．診断がついているものでは**腰椎圧迫骨折**が最も多く，**腰部脊柱管狭窄症**，変形性腰椎症（側弯症，前弯症），変形性股関節症がこれに続いた．症状はほとんどの慢性疼痛であった．総論の**Chart 2-1**（p.27）で示したように，すでに診断がついているか，既往歴として記録されていれば，壮年期の腰痛初診

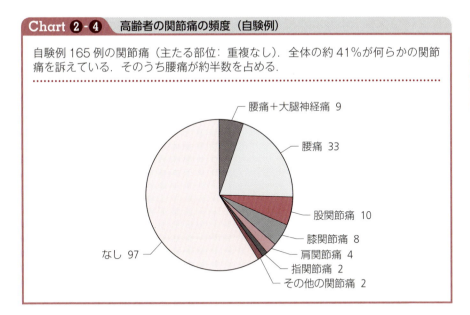

Chart 2-4 高齢者の関節痛の頻度（自験例）

自験例 165 例の関節痛（主たる部位：重複なし）．全体の約 41％が何らかの関節痛を訴えている．そのうち腰痛が約半数を占める．

- 腰痛＋大腿神経痛 9
- 腰痛 33
- 股関節痛 10
- 膝関節痛 8
- 肩関節痛 4
- 指関節痛 2
- その他の関節痛 2
- なし 97

のように膵癌あるいは癌の骨転移，腎尿路結石などを鑑別疾患としてあげて MRI 検査まで行うという作業は必要ない．診断確定に時間をかけるよりも腰痛の背景にある骨粗鬆症を念頭において治療を先行させることが望ましい．なお，骨粗鬆症は第 3 部 2 章❶「大腿骨近位部骨折」(p.95) を参照のこと．

診かた，考えかた

　ベッドからの転落あるいは転倒後に腰部に限局する痛みを高齢者が訴えた場合には，**腰椎圧迫骨折**を疑う．新たな腰椎圧迫骨折が起こった（と想定される）場合には，紹介して胸腰椎単純 X 線写真検査か単純 CT 撮影を行ったほうがよいが，患者さんを動かすことが難しい場合には坐剤などを用いて除痛を先に行う．当然，大腿骨骨折の疑いがないことを理学所見から先に確認しておく（第 3 部 2 章❶参照）．受傷から 2 カ月ほどは骨折部位近くの腰部に持続的な痛みを訴える．新鮮な圧迫骨折では寝ていても痛みがあり，睡眠を妨げるために「うつ症状」を招くこともある．高齢者では複数の腰椎あるいは胸椎に圧迫骨折を持つ患者が多い．また，骨折を繰り返すことも多いので，ご家族にも転倒，転落の予防対策を指導する．

　受傷機転（怪我）がなく，腰痛と大腿神経・坐骨神経支配領域にしびれがある

> **Chart 2-5** 腰部脊柱管狭窄症の改変国際分類（蓮江光男らによる分類）
>
> A. 病因別分類
> 1. 先天性/発育性
>   a) 特発性
>   b) 軟骨形成不全症性
> 2. 後天性
>   a) 変性性
>   1) 脊椎症性
>   2) 変性すべり症性
>   3) 変性側弯症性
>   4) 骨増殖性
>   b) 合併性
>   c) 分離，分離すべり症性
>   d) 外傷後性
>   e) 術後性
>   1) 固定術後性
>   2) 椎弓切除術後性
>   3) 椎間板切除術後性
>
> B. 病変部位別分類
> 1. 正中型
> 2. 外側型
>   a) 両側性
>   b) 片側性
> 3. 混合型
>
> ──────────
> 1. 単椎間型
> 2. 二椎間型
> 3. 多椎間型
>
> C. 症候別分類
> 1. 馬尾型
> 2. 神経根型
> 3. 混合型

（大谷晃司. MB Orthop. 2015; 28: 61-70 から引用）[1]

場合は，**腰部脊柱管狭窄症**を疑う．高齢者では腰椎圧迫骨折と腰部脊柱管狭窄症を併発していることも少なくない．腰痛がなく下肢のしびれのみの場合もある．腰部脊柱管狭窄症は加齢に伴う変性であることから，高齢になるほど多くなる．蓮江らは腰部脊柱管狭窄症を **Chart 2-5** のように分類している．この表は病因や病態を理解するのにも有用である．最低でも「C. 症候別分類」は憶える．なお，腰部脊柱管狭窄症は，高齢者には「坐骨神経痛」として知られている．

変形性腰椎症（側弯症，前弯症を含む）や変形性股関節症も腰部脊柱管狭窄症の原因疾患である．変形性腰椎症や変形性股関節症を持病として持っていると，加齢とともに進行して腰痛，股関節痛，膝関節痛，外反母趾の訴えも出てくることが多い．これに加えて筋力低下を伴うと，ADL（p.148，コラム⑨『訪問診療でよく用いる言葉「ADL」』参照）悪化の要因となるため，リハビリテーションを勧める．

> **腰椎圧迫骨折の定義：** 腰椎圧迫骨折は，（高齢者の場合）骨粗鬆症を背景にした腰椎の潰れである．日本では 80 歳以上の女性の 40%が（腰椎の）骨粗鬆症であるとの報告がある[1]．男性では頻度は少ないが，（知られていないため）治療がなされていない例が多く問題である．

腰部脊柱管狭窄症の定義：腰部脊柱管狭窄症は，加齢に伴う椎間板や黄色靭帯，椎間関節といった神経組織周囲の変性により，神経根や馬尾が慢性的な圧迫を受けてしびれ，知覚異常，筋力低下などの症状を呈する疾患である[2]．訪問診療での診断には **Chart 2-6** の腰部脊柱管狭窄症診断サポートツールを利用すると便利である．

Chart 2-6　東北腰部脊柱管狭窄症研究会版診断サポートツール Version 2.0

	重み付け
1. しびれや痛みはしばらく歩くと強くなり，休むと楽になる	5点
2. しばらく立っているだけで，太ももからふくらはぎやすねにかけてしびれたり痛くなる	5点
3. 年齢（60歳以上）	4点
4. 両あしの裏側にしびれがある	3点
5. おしりの周りにしびれが出る	3点
6. しびれや痛みはあしの両側（左右）にある	2点
7. 前かがみになると，しびれや痛みは楽になる	1点
8. しびれはあるが痛みはない	1点
9. しびれや痛みで，腰を前に曲げるのがつらい	−1点
10. しびれや痛みで，靴下をはくのがつらい	−1点

13点以上を腰部脊柱管狭窄の可能性が高いと判定する．そのときの感度は92.7%，特異度は84.7%である．本来は患者が自分で記入するものである．高齢者は1の判定が難しいため，4，5，6が決め手となる．

治療

痛みに対しては，患者の希望（薄い，厚い，冷感，温感，貼りやすい，剝がれにくい，大きい，小さい）に合わせた湿布剤を選択して投与する．慢性の疼痛なので内服剤としては非ステロイド性抗炎症剤（NSAIDs）の中でも作用時間が長い，たとえばシクロオキシゲナーゼ（COX）-2選択的阻害剤のセレコキシブ（例：セレコックス® 100mg 2錠1日2回朝夕食後）が用いられることが多い．セレコキシブは「長期内服で心血管系の疾患のリスクが上がる」とされているが，我々が診ている訪問診療の高齢患者さんは，すでに心疾患の予防薬が投与されているか治療を行っている患者さんが多く，セレコキシブは投与できると考えられる．最近は，プレガバリン（例：リリカ®）やトラマドール塩酸塩/アセトアミノフェン（例：トラムセット®配合剤）が長期投与されているのを見かけるが，

これらの薬剤は消化性潰瘍や肺炎など他の疾患の症状を隠してしまう可能性があるので，経過観察できない状況下では長期投与しないほうがよい．なお，現在リリカ®には関節痛への保険適応はない．

腰椎圧迫骨折の治療の基本はコルセットによる固定・支持（通常3カ月以上半年間）である．骨粗鬆症治療の注射剤は痛みの解消にも効果を持っている．高齢者の自己注射は難しいが，訪問診療では定期的注射は行いやすく，注射用テリパラチド酢酸塩（例：テリボン®皮下注用56.5μg/週1回）を筆者らはよく用いている．

しびれに対しては，ビタミンB_{12}製剤とリマプロストアルファデクスがよく投与される．即効性はないが自覚症状の改善に効果がある．

超高齢者（85歳以上）の腰部脊柱管狭窄症は，現状維持でも許容される場合が多く，手術には慎重でなければならない．

手術を受けられた高齢患者さんに結果を聞くと，「進行が抑えられただけで改善はなかった」という感想を述べられる方が多い．それで手術の目的は達していて成功なのだが，患者さんの要求は高いですね．

実践上のアドバイス

①訪問診療対象高齢患者の腰痛は，腰椎圧迫骨折と腰部脊柱管狭窄症に絞って治療を進めていくことでよい．腰部脊柱管狭窄症では，腰痛がなく大腿や臀部のしびれや痛みだけの場合，原因が腰椎にあることを高齢者に理解してもらうことは難しい．
② NSAIDs に重ねてプレガバリン（例：リリカ®）やトラマドール塩酸塩/アセトアミノフェン（例：トラムセット®配合剤）など複数の薬剤が複数の医療機関から処方されがちであり，注意が必要である．
③訪問診療では画像診断はできないので，設備が整った病院を受診された際にデータを提供してもらい収集するように心がける．

Case Study

症例	86歳　女性
主訴	腰痛と下肢のしびれ

職歴	40年間給仕（立ち仕事）
家族歴	兄弟死別（詳細不明），子供なし（独身）
既往歴	8年前，左右とも変形性膝関節症で人工関節に置換 5年前，狭心症でステント留置（現在も3カ月に1回通院）
現病歴	3年前から腰部に鈍い痛みが続いている．時に足の底がしびれる感じがあるが，歩行開始とともに消失していた．症状が強い時は近医整形外科にて臀部に痛み止めの注射を受けていた．3カ月前から下肢筋力が低下して，病院に通うことができなくなった．一人暮らしのため訪問診療を受けている．昨日から大腿の外側がしびれて座っていられない．
身体所見	立位保持は短時間．歩行器（シルバーカー）使用で室内歩行のみ可能． 肥満体型．自発痛の部位：右図．アキレス腱反射：左右とも消失． 下肢伸展挙上 SLR (straight leg raising) テスト：左右とも陰性．
血液検査	空腹時血糖 180mg/dL，HbA1c 8.0%．軽度の貧血，軽度の脂質異常．BNP 148pg/mL．腎機能正常．

診断 腰部脊柱管狭窄症．

考察 腰部脊柱管狭窄症では間欠性跛行があるかどうかも診断上重要であるが，ほとんど歩かない患者さんではわからない．足底部のしびれは糖尿病による末梢神経障害とも考えられる．「むくみ」はうっ血性心不全と貧血と人工関節置換後のリンパ浮腫などが考えられるが，しびれが坐骨神経支配領域内にあることと腰痛も訴えていることから，腰部脊柱管狭窄症と判断してその治療を行った．NSAIDs 投与とリマプロストの投与と通所リハビリテーションの手配をした．減量と下肢筋力増強により1カ月ほどで痛みはほとんど消失した．しかし，外出できるようになった頃，転倒して左肘頭を骨折，入院・手術した病院にて諸検査を行ったところ腰部圧迫骨折はなかったが骨密度の低下を指摘されたため，骨折治癒後から骨粗鬆症の治療を開始した．退院時に画像データや心電図や採血結果などのデータは地域連携室を介して（主治医の許可を得て）入手した．

【文献】
1) 骨粗鬆症の予防と治療ガイドライン作成委員会．骨粗鬆症の疫学　第Ⅰ章 骨粗鬆症の定義・疫学および成因．In: 骨粗鬆症の予防と治療ガイドライン 2015 年版．2015. p.4-5.
2) 大谷晃司．特集保存療法でなおす運動器疾患 OA から外傷まで，腰部脊柱管狭窄症．MB Orthop. 2015; 28: 61-70.

2 便秘の訴え

ポイント

☑ 便秘の頻度は高く，原因は機能低下，薬剤副作用などの複合．

- イレウスに注意
- 排泄の回数を記録すること
- 2剤以上の内服剤が必要となることも多い

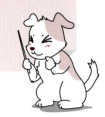

頻度・背景（Chart 2-7）

　訪問診療 165 例（半年間観察）では 40％ に便秘の症状があり，緩下剤あるいは下剤を使用していた．高齢者が便秘になる原因は，腸の蠕動運動の低下，腹圧に関する筋力の低下，少食（食が細い）と薬の副作用である．便通異常の訴えは Chart 2-8 に示したように，実際に便が出ない事実から，時間や形などの感覚

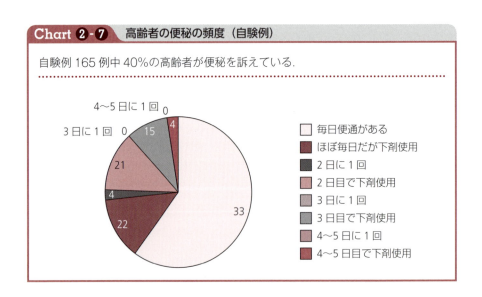

Chart 2-7 高齢者の便秘の頻度（自験例）

自験例 165 例中 40％ の高齢者が便秘を訴えている．

- 毎日便通がある：33
- ほぼ毎日だが下剤使用：22
- 2日に1回：4
- 2日目で下剤使用：21
- 3日に1回：0
- 3日目で下剤使用：15
- 4～5日に1回：4
- 4～5日目で下剤使用：0

Chart ❷-❽ 高齢者の便通異常の訴え

- 便が毎朝決まった時間に出ない
- 腹部がすっきりしない
- 便が「すっと」出ない
- 便の形・色が気に入らない
- 排便にかかる時間が長い
- 便が硬い

[特徴]
- 様々な訴えがあり，次々と変わっていく
- 軟便も気に入らない
- 腹部に腫瘤を触れる（実は腹部大動脈）→「実践のためのアドバイス」参照

的なものまで，「そんなことまで気にするのか」と思うぐらい多岐にわたる．壮年まではこだわることがなかった便の色，形態までも気にするのが高齢者の特徴である．また，一般的に便秘は女性に多いが，高齢者では男女差がない．

診かた，考えかた

　高齢者の便秘症の診かた，考えかたのポイントは 2 点ある．ひとつは，便秘症から糞便性イレウスや麻痺性イレウスに移行させないこと．もうひとつは，大腸癌などの疾患との鑑別である．糞便性イレウスに移行させないためには，定期的に下剤などを使って 3 日に 1 回は必ず排便を促す．高齢者の場合は記憶があいまいで，「便通がいつあったか」を忘れてしまうことが多い．家族も高齢の場合，認知症でなくとも実際に何日間出ていないのか，誰も憶えていないことがある．4 日間便通がないのか，3 日間ないのかでは大変な違いである．いきなり強い下剤を使うことも避けなければならないので，何日間便が出ていないのかを正確に知ることが大切である．参考になるのが，入院中行われている食事，体温，血圧，排泄回数の看護記録法である．在宅では自分あるいは家族が食事摂取量と排便・排尿の回数をカルテの代わりに大きなカレンダーに毎日記録するように指導する（朝昼夕の順に主食/副食を 10 分の 1 単位で，大は大便，小は小便を正の字で記録してもらう．例：8/8　8/5 10/10　大 ￣　小 正￣）．

　便秘の訴えがあった場合，便秘が増悪してきた場合には必ず腹部触診を行う．複数の部位に離れて腫瘤を触れる場合（たとえば，上行結腸か下行大腸の一部）は，糞便である可能性が高いが，1 カ所だけに腫瘤を触知した場合には，便秘の治療を行ってから別な日にも触診をしてみることが大切である．同じ位置に腫瘤

を触れれば，大腸癌を疑って検査を進める．特に注意が必要なのは，回盲部の癌である．腫瘍が大きくならなければ触知しにくく，症状も出ない．超高齢者の場合には，下部消化管バリウム造影（DDL）検査は困難で，大腸内視鏡検査も回盲部まで視ることは難しい．大腸癌を疑う場合には，便潜血2日間法をスクリーニング検査として行う．陽性の場合には血液検査も行い，貧血とCEA高値があれば，次善の策として近くの総合病院で腹部CT検査を行い診断する．CTで大腸癌と診断されれば，以降の検査は入院後に実施してもらう．手術が前提で，入院していれば超高齢者でも大腸内視鏡を受けられる場合が多い．

高齢者の大腸疾患で見逃してはいけないのが，**虚血性大腸炎**と**麻痺性イレウス**である．虚血性大腸炎では血便などの特徴的な症状があるが，麻痺性イレウスでは痛みを訴えることができない高齢者では，いきなり腹満・嘔吐の症状で発症することがある．高齢者の麻痺性イレウスは薬剤によるものも多い．厚生労働省から注意喚起されている薬剤（**Chart 2-9**）[1)]に加えて，オピオイド，トラマドール，プレガバリン，NSAIDsなどの痛み止めや抗パーキンソン病剤を増量した際に

Chart 2-9　麻痺性イレウスの原因となりうる薬剤

A. **ムスカリン受容体遮断作用を有する医薬品**
　フェノチアジン誘導体：塩酸クロルプロマジン
　ブチロフェノン誘導体：ハロペリドール
　三環系抗うつ薬：塩酸アミトリプチリン，塩酸イミプラミン
　ベラドンナアルカロイド：硫酸アトロピン，臭化ブチルスコポラミン，ロートエキス
　頻尿抑制薬：プロピベリン，オキシブチニン
　その他：ジソピラミド

B. **オピオイド受容体，μ受容体に作用する医薬品**
　オピオイド性鎮痛薬：塩酸モルヒネ，リン酸コデイン，アヘン，等
　ロペラミド

C. **抗癌剤，免疫抑制剤**
　塩酸イリノテカン，メトトレキサート，シスプラチン，酒石酸ビノレルビン，メシル酸イマチニブ，ゲフィチニブ，フルオロウラシル，メルファラン，ビンクリスチン，ビンデシン，ビンブラスチン，タクロリムス，カルボプラチン，他

D. **腸内容の停滞からイレウス様症状を起こしうる医薬品**
　α-グルコシダーゼ阻害剤：ボグリボース，アカルボース
　ポリスチレンスルホン酸製剤：カリメート，ケイキサレート

E. **その他**
　ヒドラジン，ダントロレン，ゾテピン

（厚生労働省．重篤副作用疾患別対応マニュアル　麻痺性イレウス）[1)]

もイレウスは起こりやすいので注意を要する．ただし，休薬が難しい患者さんも多いのが現実であり，緩下剤やルビプロストン（例：アミティーザ®）を加えて，投与することがある．

> **虚血性大腸炎の定義：** 大腸粘膜の虚血により炎症や潰瘍が起こる疾患である．症状は突然の激しい腹痛・下痢・血便で高齢者に多い．虚血の原因は動脈硬化などの血管側因子と便秘等による腸管内圧上昇などの腸管側因子が関与している．下腸隔膜動脈の末梢で吻合枝が少ない脾弯曲部から下行結腸にかけてとS状結腸が好発部位である[2]．

> **麻痺性イレウスの定義：** イレウスは腸管内容物の生理的な移動が障害された病態である．英語の ileus は麻痺性イレウスを指す（機械的イレウスは intestinal obstruction）．麻痺性イレウスは腸管蠕動の麻痺であるため蠕動音は低下する．腹部膨満や圧痛，排便排ガスの停止，脱水所見が認められる（**Chart 2-10**）．高齢者のイレウスは悪心，嘔吐，腹痛，腹部膨満が主訴であるが，認知症ではっきりしない場合もある[3]．

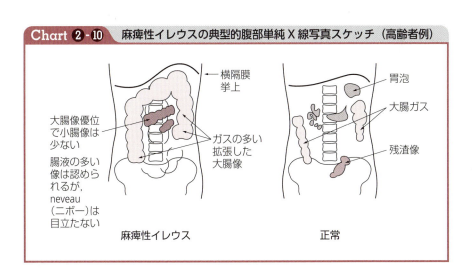

Chart 2-10 麻痺性イレウスの典型的腹部単純X線写真スケッチ（高齢者例）

治療（Chart 2-11）

　慢性の便秘では緩下剤の連用および刺激剤の併用による治療がメインとなる．酸化マグネシウム（例：マグミット®錠 250～330mg を 3 錠/日毎食後）などの緩下剤を基本として投与する．これを内服していても 3 日間便が出なければ，液体の大腸刺激性下剤（例：ラキソベロン® 10 滴程度/日）を服用させて一旦便通をつけて，翌日から一般的な緩下剤（例：プルゼニド® 12mg 2 錠/日眠前など）を酸化マグネシウムと併用する．2 日目に坐剤（例：テレミンソフト® 10mg 坐剤/日，3～4 日に 1 回など）を用いる場合もある．さらに，小腸輸送を改善するルビプロストン（例：アミティーザ®）の併用が有効な場合もある．酸化マグネシウム製剤の長期連用は高マグネシウム血症の副作用（頻度不明）の報告があるが，筆者の経験上では腎不全患者以外に副作用はなかった．ただし，骨粗鬆症治療剤や一部の抗菌剤等を内服する場合には，相互作用（キレート作用による減弱）に注意しなければならない．

　認知症の患者は浣腸を連日要求することがあるが，実際に便通が何日間「ない」

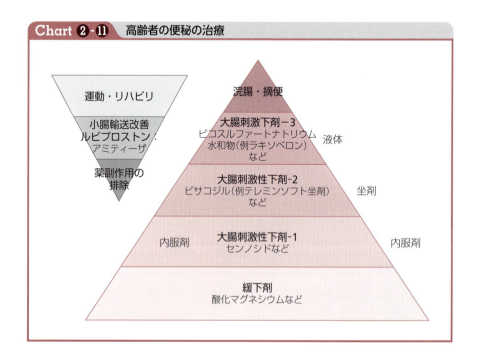

Chart 2-11　高齢者の便秘の治療

のかを確かめてから，グリセリン浣腸60mL程度を1回だけ使用する．浣腸を繰り返したり，高圧浣腸は，訪問診療では行わない．直腸潰瘍や粘膜損傷を起こすことがあるからである．

退院後になって家で便秘が悪化した場合には，食事の形態が柔らかいもの（粥やきざみ食）から通常に戻ったことと定期的な水分摂取量が減ったことが原因となっている場合が多いので，食事の形態と水分量に注意を払うように指導する．なお，心不全，腎不全で水分制限がなされている場合はそちらの制限に従う．リハビリテーションや運動も可能であれば行う．これよって腹圧をかけることができるようになり排便が楽になる．

実践上のアドバイス（Chart 2-12）

①下剤は眠る前に内服することが一般的であるが，高齢者の場合，寝入る時間が早い．また，反応するまでの時間に個人差があるため，下剤の使用は本人に任せることもある．

②超高齢者でも「便秘の原因が悪性腫瘍ではないか」と心配する人も少なくない．

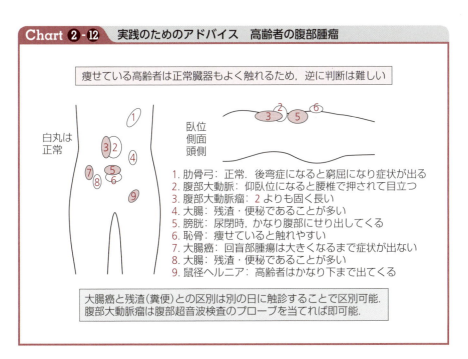

Chart 2-12　実践のためのアドバイス　高齢者の腹部腫瘤

痩せている高齢者は正常臓器もよく触れるため，逆に判断は難しい

白丸は正常

臥位側面頭側

1. 肋骨弓：正常．後弯症になると窮屈になり症状が出る
2. 腹部大動脈：仰臥位になると腰椎で押されて目立つ
3. 腹部大動脈瘤：2よりも固く長い
4. 大腸：残渣・便秘であることが多い
5. 膀胱：尿閉時，かなり腹部にせり出してくる
6. 恥骨：痩せていると触れやすい
7. 大腸癌：回盲部腫瘍は大きくなるまで症状が出ない
8. 大腸：残渣・便秘であることが多い
9. 鼠径ヘルニア：高齢者はかなり下まで出てくる

大腸癌と残渣（糞便）との区別は別の日に触診することで区別可能．腹部大動脈瘤は腹部超音波検査のプローブを当てれば即可能．

入院のうえ（高齢者でも）消化管検査をしてもらえる病院を医師はあらかじめ見つけておいたほうがよい．

Chart 2-12 の図を見て，痩せている高齢者の場合，正常な腹部大動脈や恥骨をよく触れますが，大動脈瘤や尿閉時の膀胱と区別しにくい場合がありますので注意しましょうね．確認には超音波検査装置があると便利です．「訪問診療は聴診器だけで OK」という時代ではありません．患者さんも客観的な所見を求めていますから．

Case Study

症例	80 歳　男性
主訴	腹部膨満感
職歴	農業 60 年間（現在無職）
家族歴	弟 75 歳健在，子供 2 人（別居）
既往歴	5 年前から左右変形性膝関節症と変形性腰椎症で整形外科にて治療中． 5 年前からパーキンソン病 Hoehn-Yahr（ヤール）の重症度分類Ⅲ度で神経内科通院中（後に訪問診療に変更）．
現病歴	3 日前から腹部膨満感と嘔気が続いている．食欲はない．便通が 3 日以上ないが一人暮らしのためはっきりしない．従来から便秘で 3 日間に 1 回坐剤を使っていたが，効果はなかった．ADL は自立しているが，パーキンソン病のため通院以外の外出はしていない．
身体所見	意識清明．口腔乾燥．腹部は膨隆して全体に圧痛がある．腸のグル音は低下．体温 37.8℃，血圧 108/56mmhg，心拍数 100/分．
経過	補液を開始して，近くの総合病院の救急外来を紹介・受診．腹部臥位単純 X 線写真（Chart 2-10）．入院，内科的治療にて改善して，2 週間後退院．

診断	麻痺性イレウス．
考察	3 日前腰痛が悪化したため総合病院の整形外科を受診．過去に投与されていた NSAIDs に効果がなかったため，トラマドールを投与されたのが誘因となっている可能性がある．以前からの便秘症（パーキンソン病では原疾患により便秘となる例が多い）とトラマドール（医療用麻薬の分類からは除かれているが，オピオイドである）に

より腸が動かなくなったと思われる（パーキンソン病はp.121，第3部2章❻参照）．

【文献】

1) 重篤副作用疾患別対応マニュアル．麻痺性イレウス．厚生労働省；1998. p.21-2.
2) 野中康一，喜多宏人．特集 消化管痴患の病態と診断・治療．虚血性腸炎．医学と薬学. 2012; 68: 755-9.
3) 高山浩史，八塩章弘，上條 泰，岡元和文．特集 高齢者の救急医療，Ⅲ．高齢者の救急疾患と処置 排泄機能障害．イレウス．日本臨牀. 2013; 71: 1027-30.

3 頻尿・尿閉（蓄尿障害・排尿障害）の訴え

ポイント

☑ 男性では前立腺肥大・前立腺癌，女性では過活動性膀胱症候群を考える．

- 女性の頻尿ではミラベグロン（例：ベタニス®）を用いることが多い
- 男性では2剤以上必要となることも多い
- 尿閉では膀胱バルーンカテーテルを留置せざるを得ない

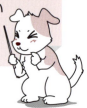

頻度・背景（Chart 2-13）

　高齢者の頻尿の訴え方は様々で，残尿感や尿漏れも頻尿と訴える高齢者もいる．表現はともかく，実際に蓄尿障害・排尿障害を有している高齢者は多い．訪問診療の自験例165人中11.5％に頻尿があった．頻尿は男性に多い．頻尿とは1日

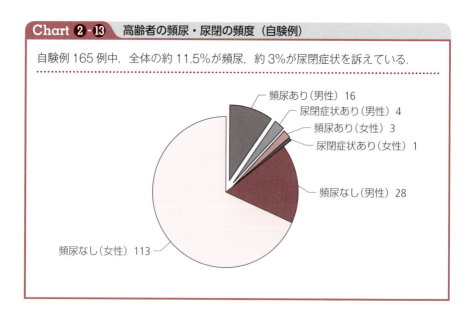

Chart 2-13　高齢者の頻尿・尿閉の頻度（自験例）

自験例165例中，全体の約11.5％が頻尿，約3％が尿閉症状を訴えている．

- 頻尿あり（男性）16
- 尿閉症状あり（男性）4
- 頻尿あり（女性）3
- 尿閉症状あり（女性）1
- 頻尿なし（男性）28
- 頻尿なし（女性）113

❸ 頻尿・尿閉（蓄尿障害・排尿障害）の訴え

8回以上の排尿回数と定義されているが、高齢者では利尿剤内服者が多いためか、8回以上の回数の患者さんも少なくない．ここでは、尿8回以外に、尿意のため夜間起きて睡眠の妨げになっている排尿が一晩に1回でもある場合に蓄尿・排尿障害ありとカウントした．

診かた，考えかた（Chart 2-14）

80歳以上の高齢男性の頻尿・尿閉の原因は**前立腺肥大**か**前立腺癌**併存と推定すべきである．血尿もある場合には尿路結石、膀胱癌（高齢者では女性でも膀胱癌の頻度が増す）も疑うが．高齢女性の頻尿は結果として**過活動性膀胱**（症候群であることに注意）が多い．尿定性検査により血尿がなければ、過活動性膀胱の薬剤治療を早めに開始する．夜間トイレに起きることは転倒・骨折のリスクを高めるため治療優先がよい．

以前から腰部脊柱管狭窄症で残尿症状がある患者、あるいは便秘症の高齢患者は、尿閉となる可能性が高い．典型的な症状は、下腹部恥骨の上付近が膨満して

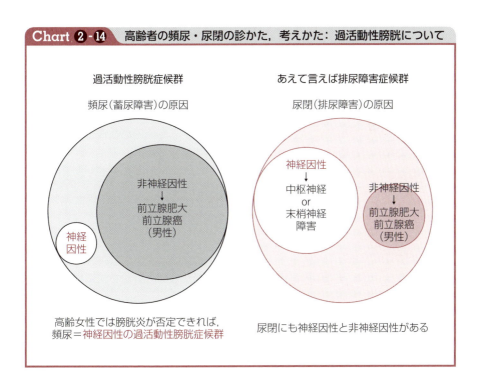

Chart 2-14 高齢者の頻尿・尿閉の診かた，考えかた：過活動性膀胱について

きて，振り返ってみると半日ほど排尿がないという状態である．認知症の場合には痛みや膨満感も訴えないため，排便・排尿の記録をつけておくことを介護者に指導する．

　尿閉を完全に治療できる薬剤は残念ながらまだない．術後の尿閉には副交感神経亢進剤ベタネコール塩化物（例：ベサコリン®）が適応を持つが長期間は使えない．なお，$α_1$ 受容体ブロッカーのウラピジル（例：エブランチル®）は女性の尿排出障害を改善する薬剤として認められている．間欠自己導尿は介護者のいない高齢者にとっては無理である．したがって，尿閉になれば当日中に医師または，やむを得ない場合は指示を受けた看護師が膀胱カテーテルを留置する．フォーリーカテーテル挿入が困難な場合にはネラトンカテーテルで一旦導尿する．なお，**失敗のない膀胱カテーテル留置法**については第 4 部⑤「膀胱カテーテル留置交換」(p.164) に詳しく記載した．

　カテーテルのわきから尿が漏れている場合は自尿であるから，抜去できる可能性が高い．女性の場合には入院中カテーテルを留置していても自排尿が戻ってくる場合も多く（以降おむつ使用となる）．女性患者さんで退院時に膀胱カテーテルが留置されたままであったら，一旦抜いてみることも試みたい．一方，男性高齢者では，膀胱訓練後に自尿の可能性があれば抜去するが，再度尿閉になる可能性が高く，（家庭では）膀胱訓練にもリスクがあるため，カテーテルの長期留置・定期交換となる場合がほとんどである．なお，尿回数が少ないとの訴えに対しては，膀胱超音波検査することを前提に，ベタネコール塩化物（例：ベサコリン®）を試みてもよい．馬尾神経障害の場合には除痛できても尿閉が改善することは少なく，その場合にはやはり膀胱カテーテルの長期留置となる．

　利尿剤による頻尿は，内服時間を朝にすることで解消できる場合がある．抗コリン剤の副作用では，一般的には便秘の訴えが頻尿・尿閉より先に出てくるので，その段階で薬剤を変えることができないかどうか検討する．

　疫学的に 80 歳以上で頻尿であれば，前立腺肥大はほぼ存在するものと考えてよい．訪問診療で急性の尿閉に遭遇した場合，ネラトンカテーテルでも導尿もできない場合には，すぐに泌尿器科のある病院に搬送して，留置を依頼するべきである．なお，**膀胱の緊急穿刺は訪問診療では行わない．**

過活動性膀胱の定義：過活動膀胱は英語では overactive bladder syndrome（OAB）であり，過活動性膀胱は症候群であることに注意する．OAB とは，「尿意切迫感を必須症状として，昼間頻尿，夜間頻尿を通常伴い，切迫性尿失禁は必須でない（ただし，週1回以上の切迫尿意は必須の）症状症候群（複数の下部尿路症状の組み合わせにより診断）」である[1]．過活動膀胱は蓄尿時の膀胱不随意収縮により発現する症状である．過活動性膀胱は症状であるから，背景となる疾患は複数ある．大きく非神経因性と神経因性に分かれる．男性では非神経因性過活動性膀胱が多く，前立腺肥大や前立腺癌が原因である．神経因性過活動性膀胱は下部尿路機能調節に関与する神経の異常により起こる（**Chart 2-14**）[2]．過活動性膀胱症状スコアという質問表が公開されており3点以上で本症候群と診断される．なお，神経因性膀胱というのが旧分類で，末梢神経・橋の障害による排尿障害（尿閉）と中枢神経疾患による蓄尿障害（頻尿）の両方を含むものである．後者（蓄尿障害）が神経因性過活動性膀胱に相当する．

Chart 2-14　参考：神経因性膀胱とは

→神経疾患に起因する下部尿路機能障害のこと

①中枢神経疾患
・脳血管障害
・パーキンソン病
・アルツハイマー型認知症
・多系統萎縮症　など
→排尿筋過活動→蓄尿障害（頻尿・尿失禁）
神経因性の過活動性膀胱症候群に相当
（参考：非神経因性過活動性膀胱の原因は前立腺肥大・癌）

②末梢神経障害
・腰部椎間板ヘルニア
・腰部脊椎管狭窄症
・糖尿病性末梢神経障害
・直腸癌や子宮癌手術による骨盤神経障害
→排尿筋低活動→排尿障害

③橋排尿中枢障害
・頸髄損傷→排尿筋尿道括約筋協調不全→排尿障害

（後藤百万．日本創傷・オストミー・失禁管理学会誌．2015; 19: 7-15）[2]

前立腺肥大の定義：前立腺内に発生する腺腫である．前立腺癌とは発生母地は異なっている．前立腺癌の約 70％は辺縁領域より発生するのに対し，前立腺肥大症は移行領域や尿道周囲腺より発生する．両者の病因と危険因子には加齢やアンドロゲンなど共通する部分があるものの，異なる部分も数多く認められる．現在のところ，前立腺癌と前立腺肥大症はそれぞれ独立した経路を辿って発生，進展すると考えられている[3]．

前立腺癌の定義：前立腺癌の罹患率は PSA 検査の普及により年々増加して，2012 年には男性人口 10 万人あたり 117.9 である．剖検で前立腺癌（ラテント癌）は 80 歳以上では半数近くの人に検出されることから，加齢がリスク因子である．そのほか人種，遺伝的要因がある．また，アンドロゲンの影響を受ける[3]．悪性度はグリソン分類（Gleason grading）で示され，進行度はⅠ〜Ⅳに分類される．

治療（Chart 2-15）

過活動性膀胱では，まず膀胱訓練や骨盤底筋訓練が推奨されているが，80 歳以上の高齢者では現実的には薬剤の内服による治療がメインとなる．女性では β_3 受容体作動剤ミラベグロン（例：ベタニス®50mg/日）を（夕方から水分を制限するなら朝食後に）投与する．この製剤は抗コリン剤のような便秘の副作用がないため最もよく使われている．

男性では前立腺肥大による頻尿が多い．手術療法としては経尿道的前立腺切除術（TUR-P）が高齢でも可能な標準的手術である．薬剤による治療では，前立腺平滑筋と膀胱平滑筋に分布している α_{1A} と α_{1D} 受容体の遮断剤であるタムスロシン（例：ハルナール® 1日 0.2mg）あるいはナフトピジル（例：フリバス® 1日1回 25mg から始めて効果が不十分な場合は1〜2週間の間隔をおいて 50〜75mg に漸増）を用いる．注意しなければならないのは，治療剤として α 受容体ブロッカーを投与した場合，起立性低血圧を招いて，ふらつきや転倒を起こす例があることである．意外にも超高齢者は血圧が低めの方の頻度が高い．高血圧の高齢者は多いが，高齢者イコール高血圧ではない．

❸ 頻尿・尿閉（蓄尿障害・排尿障害）の訴え

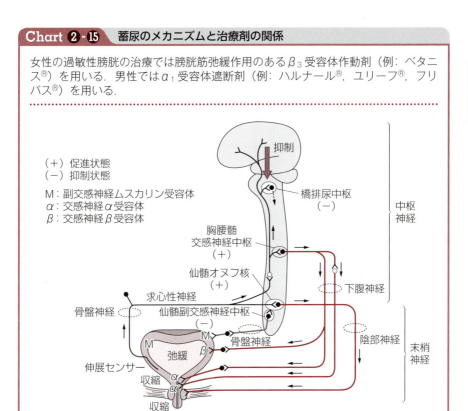

Chart ❷-⓯ 蓄尿のメカニズムと治療剤の関係

女性の過敏性膀胱の治療では膀胱筋弛緩作用のあるβ₃受容体作動剤（例：ベタニス®）を用いる．男性ではα₁受容体遮断剤（例：ハルナール®，ユリーフ®，フリバス®）を用いる．

(後藤百万．日本創傷・オストミー・失禁管理学会誌．2015; 19: 7-15)[2]

　前立腺肥大は男性ホルモンの影響を受けているため，これを抑える薬剤も併用する．テストステロンは5α還元酵素の作用を受けて，前立腺を肥大させるジヒドロテストステロンに変換される．この5α還元酵素阻害剤がデュタステリド（例：アボルブ®）であり0.5mg 1日1回1錠を内服する．

　前立腺癌は生命予後が良いため，訪問診療で診る前立腺癌の患者さんは，すでに診断がついていて，経過観察・治療継続の場合が多い．しかし，PSAスクリーニング検査を受けたことがない現在80～90歳代となっている方の中には，末期の前立腺癌で発見される場合もある（そのような患者さんを診るのも訪問診療医

である).

　高齢者でも前立腺全摘除術は可能であるが，認知症がある場合は術後管理が難しく，ホルモン療法が選択されることが多い．ホルモン注射の効果は2年程度といわれていたが，さらに長い期間効果が持続している高齢者がいる．訪問診療では，ホルモン注射を定期的かつ確実に実施可能であり，コンプライアンスが高い治療ができる．主な注射剤はLH-RHアンタゴニスト（例：ゾラデックス®LA 10.8mgデポ皮下注12〜13週に1回）である．針がかなり太いことが欠点であり，痩せた高齢男性には向いていない．2015年11月に24週間持続のリュープリン® PRO注射用キット22.5mgが承認された．針が細く，注射の回数が少なくなるため，今後はこちらの製剤が多く使われると推測される．

実践上のアドバイス

　男性では前立腺肥大，女性では過活動膀胱が原因であることが多い．認知症では無尿の訴えはないので，食事飲水と排泄を記録してもらう．夜間の頻尿は転倒・骨折のリスクを高める．利尿剤，抗コリン剤，α受容体ブロッカーの副作用も忘れないようにする．膀胱バルーンカテーテルによる尿道損傷に注意する．留置困難例は泌尿器科医に依頼する．

　経尿道的前立腺切除術（TUR-P）を受けている高齢者や前立腺癌の治療がうまくいっている患者さんも増えました．訪問診療で診る患者さんはすでに十分な医療を受けた方が多いように思われます．せっかく治療がうまくいった人たちなのだから長生きさせてあげたいものです．ところで尿沈渣の診療報酬は院内ですぐ検鏡検査しない限り請求できないことをご存知でしょうか？ 診療所が尿沈渣（鏡検法）を衛生検査所等に委託する場合，外注検査所等が採尿後4時間以内に検査を行い，検査結果がすみやかに診療所に報告されるシステム（SRLは可能とのこと）になっていなければ所定点数の算定はできないそうです．ほとんどの在宅療養支援診療所では無理ということですね．

Case Study

症例	92歳　男性
主訴	下腹部膨満
職歴	不動産貸付業（現在無職）
既往歴	10年前から変形性腰椎症と前立腺肥大症で治療中.
現病歴	本日朝からか腹部膨満感. 尿は昨夜少量出ただけで, 本日夕方まで排尿なし.
身体所見	意識清明. 下腹部は膨隆. 圧痛なし. 腸のグル音は正常. 体温36.3℃, 血圧158/88mmhg, 心拍数72回/分, ADL自立, 160cm, 60kg.
経過	トイレで排尿を促したが「出ない」. 排便は昨日1回あり. 腹部長音波検査では膨隆部は無エコーで計測により約600mLの尿が溜まっている.

診断　尿閉.

治療　すぐに本人の同意を得て, 膀胱留置フォーリーバルーンカテーテル14Fr（フレンチ）を挿入. 約600mLの排尿があり腹部膨満も解消した. 翌朝, カテーテルわきから尿漏れが認められたので, 一旦抜いて5時間ほど様子をみたが, 自尿なしのため, 16Frのカテーテルを再度留置.
1週間後にカテーテルを抜かずに, 数時間おきにチューブをクランプして, 排尿訓練を2日間行い, 月曜日にカテーテルを抜去. 自尿が認められた. 現在まで尿閉なし. なお, 投薬はすでに前医泌尿器科からカソデックス®とユリーフ®を投与されていたので継続した.

【文献】

1) 関戸哲利. 過活動膀胱の診断と治療. 最新 薬物治療の実際. クリニックマガジン. 2016; 43: 23-8.
2) 後藤百万. むずかしくない神経因性膀胱の話：病態・診断・治療. 日本創傷・オストミー・失禁管理学会誌. 2015; 19: 7-15.
3) 舛森直哉. 前立腺疾患の疫学. 臨床と研究. 2011; 88: 1351-5.

4 かゆみの訴え

ポイント

☑ 冬期は28%近くの高齢者が「かゆみ」を訴える，皮脂欠乏性皮膚炎（老人性乾皮症）である．

- 加齢とともに角層水分保持機能が低下する
- 脂漏性湿疹はパーキンソン病によく合併する
- 高齢者でもアトピー性皮膚炎はある
- 白癬にはステロイド外用を使用してはならない
- 疥癬治療外用薬としてスミスリン®ローション5%が発売されている

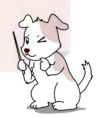

頻度・背景

　皮膚科領域の疾患も訪問診療医の治療範囲である．訪問診療自験165例中10例6%の患者さんは一年中身体の広い範囲に，かゆみを感じている（**Chart 2-16**）．皮膚科医からみれば6%は少ないと思われるであろう．実は冬期になると28%近くの高齢者がかゆみを訴える．これらの多くは乾燥肌，正確には皮脂欠乏性皮膚炎（皮脂欠乏性湿疹）である（**Chart 2-17**）．これは高齢者に多いため「老人性乾皮症」と呼ばれている．保湿剤を塗ることで症状を抑えることができる．これに次いで脂漏性皮膚炎，蕁麻疹が多い．脂漏性皮膚炎はパーキンソン病に併発して認められることが多い皮膚病変である．次に多いアトピー性皮膚炎は，若年の病気という印象があるが，高齢者でも認められる．疥癬は施設・自宅どちらでも発生するヒゼンダニによる感染症である．似た発赤とかゆみは高齢者によくあるため，複数の感染者が出て初めて疥癬との診断に至ることもある．2014年にスミスリン®ローション5%が発売された（2回使用で有効率92.6%）．なお，ここでは全身性のかゆみだけを取り上げているが，爪の管理が自分ではで

❹かゆみの訴え

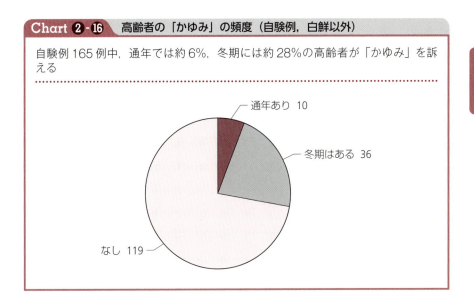

Chart ❷-⓰ 高齢者の「かゆみ」の頻度（自験例, 白癬以外）

自験例165例中, 通年では約6%, 冬期には約28%の高齢者が「かゆみ」を訴える

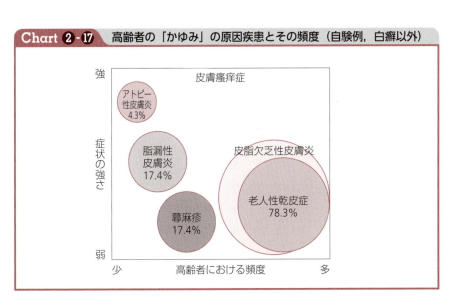

Chart ❷-⓱ 高齢者の「かゆみ」の原因疾患とその頻度（自験例, 白癬以外）

きない（爪を自分では切れない）高齢者では, 足白癬・爪白癬が多いことも憶えておきたい.

診かた,考えかた(Chart 2-18)

　高齢者にかゆみが多いのは,加齢とともに角層水分保持機能が低下することで乾燥しやすくなり,表皮内神経線維の増生が誘発されて外部刺激に対して過敏になることが理由であるという[1]．これが皮脂欠乏性皮膚炎であり,いわゆる「老人性乾皮症」である．日本は健康長寿者が多く「老人病」という診断名を高齢者は嫌うため,本人には「乾燥肌」と説明すれば十分である.

　慢性のかゆみを訴える高齢者の首の周りや肘の内側に,硬化・苔癬化が認められることが多くなった．若年に認められるアトピー性皮膚炎と同じである．種井らによると高齢期発症のアトピー性皮膚炎例では,小児喘息から高齢期喘息に至るすべての年齢層での喘息の既往が認められているという[2]．高齢者の気管支喘息は生命予後にも関係しており,この皮膚病変をみたら気管支喘息がないかどうかにも注意する必要がある.

　蕁麻疹も高齢者によく認められる．その原因のひとつに食物アレルギーがある．一般に食物アレルギーは減感作により年齢を重ねるにつれて,アレルギー反応が弱まると考えられているが,高齢者にも食物アレルギーは存在することを忘れてはならない．特異的IgE（シングルアレルゲン）検査を行い該当するアレルゲン

Chart 2-18 高齢者の「かゆみ」の診かた,考えかた

瘙痒症	好発部位	特徴	治療
アトピー性皮膚炎	首周り,肘内側	皮膚の苔癬化	抗アレルギー剤 ステロイド外用
若年者の疾患と思いがちだが,高齢者にもある			
脂漏性皮膚炎	頭額,鼻	紅斑	ステロイド外用 抗真菌剤
高齢者ではパーキンソン病によく合併する			
蕁麻疹	腹部,大腿内側	膨疹	抗アレルギー剤
皮脂欠乏性皮膚炎 (皮脂欠乏性湿疹)	下肢外側	皮膚の乾燥　冬,高齢者に多い	保湿剤外用
別名「老人性乾皮症」．乾燥肌と説明するとよい			
疥癬	前胸部,腕	強いかゆみ「トンネル」	フェノトリン イベルメクチン

を特定しておくべきである．

　脂漏性湿疹はパーキンソン病によく合併することが知られている．パーキンソン病においては皮脂の分泌が亢進しており，レボドパなどの治療によって皮脂の産生が減少すると脂漏性皮膚炎も改善するという[3]．

　皮膚瘙痒症が出現した部位を自分の爪で掻いてしまうと，疥癬のように見えることがある．疥癬の鑑別が難しい場合には，皮膚科医の診断を仰ぐことが望ましい．疥癬に特徴的な「トンネル」は手のひらがわかりやすい．掌紋のしわの向きとは無関係に細く皮がむけたような線状の病変が複数認められる．ただし「トンネル」が確認できる頃には前胸部など広い範囲に強いかゆみと赤い点状の皮膚病変が広がっている．なお，顔面には病変は出ない．

治療

　皮脂欠乏性皮膚炎では保湿外用剤を塗ることでかゆみが抑えられる．冬期は身体の広い範囲に毎日塗布するため，安価な白色ワセリン（例：プロペト®）が汎用されている．頭皮にはヒルドイド®ローション0.3％が塗りやすい．なお，保湿剤には炎症を止める作用はないので，かゆみへの治療としては，顔面・頭皮以外であれば外用ステロイド剤を用いる．ステロイド剤の強さに関して，（乳幼児や若年患者とは異なり）高齢者では mild，weak を選択する必要はない．アレルギーの関与が疑われる場合や蕁麻疹では抗アレルギー剤（例：アレジオン® 20mg 1日1回1錠あるいはクラリチン®レディタブ10mg 1日1回1錠）の内服を2〜4週間行う．

　脂漏性湿疹ではステロイド剤で炎症を抑えてから抗真菌剤を短期間用いると効果が認められることもある．

　疥癬の内服治療剤としてストロメクトール®があり有効である（この薬の一般名はイベルメクチンで，北里大学 大村 智教授が発見した．ノーベル賞を2015年に受賞）．確定診断後，体重1kg当たり約200μgを1回だけ投与する．確定診断がつかない場合でも臨床的に診断される高齢者では，スミスリン®ローション5％，1本30gを頸から下に塗って，12時間後にシャワーで洗浄する方法を，1週毎に2回繰り返す外用治療法を勧める．疥癬疑い時のかゆみにはステロイドが含まれていないオイラックス®を用いる．

実践上のアドバイス

白癬（臀部，陰部，足，爪）にステロイド剤を塗布してはいけない．乾燥肌と合併している場合には，用法を明記して介護人に理解していただいたうえで処方する．なお，2つの外用剤を薬局でミックスするタイプの塗り薬は，まず，皮膚科医に処方してもらう．

Case Study

症例	80歳　女性
主訴	皮膚発疹，かゆみ
職歴	無職
既往歴	10年前からアルツハイマー型認知症で治療中．老人ホームに入居中．
現病歴	数日前から首の周りに赤い丘疹が出現している．水疱なし．融合なし．皮膚硬化なし．肘に皮膚の剝離なし．体温36.1℃，血圧98/58mmhg，心拍数62/分．
経過	一部が虫に刺された跡のように見えるため，施設から疥癬疑いで診察依頼があった．赤い丘疹は散在しており，並び方は手の指の間隔の通りであり，爪で引っ掻いたような跡がある．確証が得られなかったので，近医皮膚科を受診して診察していただいたが，やはり老人性瘙痒症であった．
診断	老人性瘙痒症．疥癬のように見えた部分は爪で掻いた跡．
治療	外用ステロイド剤（例：リンデロン®VG軟膏）の塗布と抗アレルギー剤（例：アレグラ®）60mg 2錠1日2回，朝夕食後，2週間の内服で解消した．

【文献】

1) 冨永光俊, 高森建二. かゆみと高齢者. かゆみは何のためにあるのか. 臨牀と研究. 2015; 92: 455-7.
2) 種井良二. 高齢者のアトピー性皮膚炎. 専門医のためのアレルギー学講座, 加齢・生活習慣とアレルギー. アレルギー. 2015; 64: 918-25.
3) 清 佳浩. 脂漏性皮膚炎の病態と治療. Medicament news. 2014; 1787: 12-3.

5 下腿浮腫の訴え

ポイント

☑ 高齢者は腎機能低下，慢性心不全を基礎疾患として，筋量低下，低蛋白，貧血，甲状腺機能低下などの要因が加わって起こる．

- 低血圧がなければ利尿剤が第一選択となる
- リハビリテーション，マッサージは効果あり
  ただし，炎症がある場合には行わない

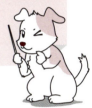

頻度・背景（Chart 2-19）

　下腿浮腫は，重力の影響で浮腫が下肢に出る現象である．足の甲の盛り上がりや，靴下の締め付けの跡は，高齢者でも容易に見つけやすい症状である．訪問診

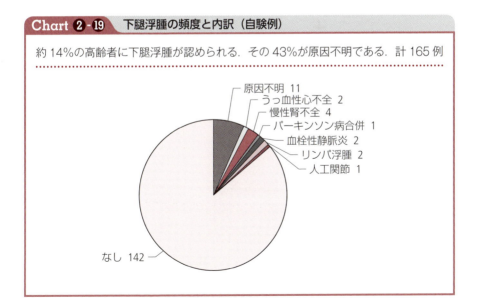

Chart 2-19　下腿浮腫の頻度と内訳（自験例）

約14%の高齢者に下腿浮腫が認められる．その43%が原因不明である．計165例

- 原因不明　11
- うっ血性心不全　2
- 慢性腎不全　4
- パーキンソン病合併　1
- 血栓性静脈炎　2
- リンパ浮腫　2
- 人工関節　1
- なし　142

療自験例 165 例の半年間の観察で，約 14％の高齢者に下腿浮腫が認められた．下腿浮腫の原因として，慢性腎不全，うっ血性心不全，血栓性静脈炎，リンパ浮腫，パーキンソン病合併，人工関節などが続くが，原因が明らかではない例が 43％もあった．

診かた，考えかた（Chart 2-20）

浮腫はうっ血性心不全の典型的な臨床症状である．労作時の呼吸苦を伴うことも多い．起坐呼吸やピンク色の喀痰などの所見は，教科書には載っているが，（それ以前に診断がつくので）実際には見かけることは少ない．一般の診療では臨床症状と心エコー，心電図，胸部 X 線写真などの所見を参考にして，うっ血性心不全の診断，治療を行う．訪問診療では脳性ナトリウム利尿ペプチド（brain natriuretic peptide：BNP）血液検査を利用するとよい．

「訪問診療でよく診る下腿浮腫」には共通した特徴がある．それらは，①浮腫の進行が緩徐であり，概して軽い，②基礎疾患が安定している患者さんにも下腿

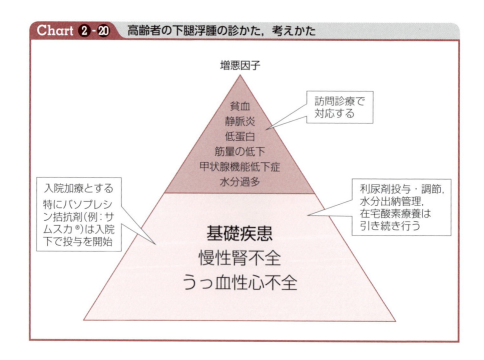

Chart 2-20 高齢者の下腿浮腫の診かた，考えかた

浮腫が認められる．③貧血や低蛋白の改善に伴って浮腫が消失する事例が多く認められる，というものである．これらの傍証から，高齢者の下腿浮腫は，腎不全や心不全などの疾患の関与は当然想定されるものの，その他の複数の因子が重なって症状が具現化してきたものと考えられる．なお，これとは別にリンパ浮腫による象皮症，血栓性静脈炎，蜂窩織炎も下腿浮腫を呈するが，これらは既往歴の確認と視診にて診断が可能である．

治療

　下腿浮腫に対して，経験上最も高い治療効果が得られたのは，少量の利尿剤の内服と鍼灸師によるマッサージの併用である（マッサージが無理な場合は弾性靴下の使用）．薬物治療は，ループ利尿剤フロセミド（例：ラシックス®）10mg 1日1回朝食後を用いる．血圧低下と夜間の尿回数の増加（不眠，転倒の原因となる）に注意する．鉄欠乏性貧血を併発している例が多いので，その場合は経口鉄剤を投与する（p.83，第2部2章❿「貧血」参照）．なお，貧血の原因検索もできる限り行う．認知症患者では甲状腺機能低下症を合併しやすく，これが浮腫の原因の場合もある．下腿浮腫がある場合には（男性でも）一度は甲状腺機能検査（TSH，FT_4，FT_3）を行うべきである．高齢で慢性疾患があると低T_3症候群を呈するが，その場合は原疾患の治療を優先する．

　退院後，容易に悪化するのが，①栄養，②水分出納，③筋量（筋力）であり，これらを改善するように指導することが下腿浮腫の治療につながる．

①栄養：高齢者は食が細くなる傾向がある．また，高次脳機能障害を持つ患者さんでは嚥下が難しくなり，経口摂取に時間がかかり，結果として摂食量が少なくなる．栄養の低下は血清アルブミン値を下げて下腿浮腫の原因となる．その対策として，経腸成分栄養剤（例：エンシュア・リキッド®）250mL（250kcal）の飲用が勧められる．通称「エンシュア」は医薬品であり処方箋を必要とする（＝保険適応となる）．エンシュアは経口食事摂取が困難な場合の経管栄養補給に1日1,500〜2,250mL（1,500〜2,250kcal）使用することになっているが，食事量が少なくなった段階で1日1〜2缶程度飲んでいただくとよい．バニラ，コーヒー，ストロベリー味がある．高齢者では（意外にも）この製剤が嫌いで飲めないという患者さんは少ない．1.5倍のカロリーを持つエンシュア®・Hもある．なお，まったく経口摂取できない場合には，胃瘻の章（p.150，第4部❸「胃瘻の管理」）に記述があるように，（エンシュア・リ

キッド®ではなく）ラコール®やツインライン®を用いる．なお，胃瘻からの投与は半固形栄養剤も選べるが，残念ながら未だ保険適応はない．

②訪問診療で患者さんの水分出納を管理することは難しいので，毎日の体重と食事摂取割合と食事以外の水分摂取量をカレンダーに記録してもらう．尿量計測も困難であるから，尿回数だけでよいので記録してもらう．利尿剤の開始前後で増えているかどうかを確認するのに便利である．

③筋力増強については，通所リハビリテーションを勧める．それが無理な場合には座ってできる下肢の筋力増強プログラムを指導する．その方法はふくらはぎを意識した足首を動かす運動で，エコノミー症候群予防の運動として一般に知られたものと同様である．ベッドやいすに座った状態で数分間の運動を1日数回行うことを勧める．

家族や本人に記録を頼んだら，医師は訪問診療時に必ず見て，記録していることを褒めましょう．そうしないと続けてもらえないよ．

実践のためのアドバイス

利尿剤にも各種あるが，バソプレシン拮抗剤（例：サムスカ®）の投与開始は入院中に行われなければならないので注意が必要である．

ループス利尿剤（例：ラシックス®）を増量する際には低K値に注意を払う必要がある．高齢者ではもともと低K値の患者さんが少なくない．経験的にはラシックス®30mg/日を超えて投与する場合には抗アルドステロン性利尿剤のスピロノラクトン（例：アルダクトン®A 25～50mg）と組み合わせる．

訪問リハビリテーション，通所リハビリテーション，（鍼灸師による）訪問マッサージのうちどの医療サービスを組み合わせるかは，ケアマネージャーと相談のうえ決定する．蜂窩織炎や血栓性深部静脈炎の急性期にはマッサージは行わない．

現代の高齢者は和洋折衷であり，日本家屋に住んでいてもベッドに寝ていることが多い．老人ホームで昼寝をしている高齢者を見ると，足だけをベッドの外に出して，だらりと下げた状態で寝ている方が多い．太ももをベッドマットの角で締め付けてしまうことにもなり，浮腫を増強するので，（仮眠時でも）足を水平位置から上げてリンパ管-静脈の灌流を促すように指導しよう．また，折りたたみ式車いすは軽量に作られているので，坐

面・背面ともに支持性・クッション性を備えておらず，一日中座っていると，浮腫が悪化する．折りたたみ式車いすは移動手段として用い，家の中ではいす代わりに長時間使わないほうがよい．

Case Study

症例	80歳　女性
主訴	下腿浮腫
職歴	無職
既往歴	5年前からアルツハイマー型認知症で治療中．両変形性膝関節症．胃潰瘍．
現病歴	時期は不明であるが，下腿浮腫が最近強くなってきた．体温 36.1℃，血圧 168/98mmhg，心拍数 88/分．WBC 3,800/μL，RBC 240万/μL，Hb 7.9g/dL，Plt 37万/μL，血清鉄 40μg/dL，CRP 陰性，甲状腺機能低下症で治療中．TP 6.3g/dL，Alb 2.6g/dL，腎機能，電解質正常．糖尿病なし．BNP 168pg/mL．
経過	腎機能は正常だが下腿浮腫の原因である軽度のうっ血性心不全と誘因である貧血，甲状腺機能低下症がある．以前から弾性靴下や足の挙上姿勢を行っているが，効果がないとのことであった．
診断	下腿浮腫，うっ血性心不全，鉄欠乏性貧血．
治療	利尿剤（例：ラシックス®）10mg 1回/日，鉄剤（例：フェロ・グラデュメット®）105mg 1回/日を投与．鍼灸師によるマッサージを行って，下腿浮腫は改善した．

6 転倒・転落

ポイント

☑ 1年間に高齢施設入居者の約 51％が転倒して，その約 35％が負傷したとの調査報告もある．

- 有熱，低血圧が転倒・転落の誘因となることもある
- 家族・職員への過去事例の情報提供・共有が大切である
- ピットフォールとして家族が連れ出した際の転倒がある

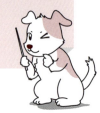

頻度・背景

筑波大学の河野らは高齢者介護施設に入居する高齢者の転倒・転落事故の状況

Chart 2-21　河野らによる施設入所高齢者の転倒・転落事故の概要

発生件数	209	外傷の程度	
転倒者数	74 (50.7%)	無	134 (64.1%)
転倒者の内訳		軽度	70 (33.5%)
1回	27 (36.5%)	重症（骨折）	4 (1.9%)
2回	16 (21.6%)	重症（骨折以外）	1 (0.5%)
3回以上	31 (41.9%)	外傷部位	
1人あたりの転倒数（全対象者）	1.43回	頭	22 (10.5%)
		顔面	16 (7.7%)
発生場所		膝	11 (5.3%)
居室（個室）	86 (41.1%)	体幹（腹，胸，背中）	10 (4.8%)
居室（多床室）	28 (13.4%)	腕	8 (3.8%)
食堂・ホール	51 (24.4%)	発生時間と転倒タイプとの関連	
トイレ	19 (9.1%)	深夜から早朝	ベッド周辺での転倒が多い
廊下	11 (5.3%)	早朝から午前	「立位/歩行」，あるいは「いす」等のベッド周辺以外での転倒が増加
その他	14 (6.7%)	夜間から	再びベッド周辺での転倒が増える

（河野禎之, 他. 老年社会科学. 2012; 34: 3-15）[1]

❻ 転倒・転落

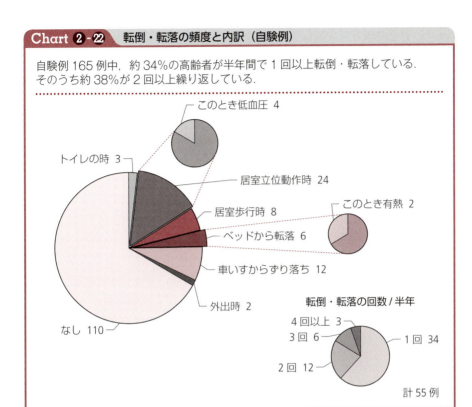

Chart ❷-㉒ 転倒・転落の頻度と内訳（自験例）

自験例165例中，約34%の高齢者が半年間で1回以上転倒・転落している．そのうち約38%が2回以上繰り返している．

を報告している（**Chart 2-21**）[1]．146人を1年間後ろ向きで調査したところ，209件（50.7%）の転倒があった．場所は居室．転倒タイプでは「立位/歩行から」および「ベッド周辺」での転倒が多く報告されていた．外傷の程度は，なし：134（64.1%），軽度：70（33.5%），重症（骨折）：4（1.9%），重症（骨折以外）：1（0.5%）であった．

自験例（**Chart 2-22**）では半年間の観察で165例中約34%の高齢者が転倒・転落している．そのうち約38%が2回以上繰り返している．ベッドから転落した時，その約33%には熱があった．また，居室で転倒した時の約17%には低血圧が認められた．

診かた，考えかた

50.7%という高い比率での高齢入居者が転倒することが，あまり知られてい

> **Chart 2-23　転倒防止・予防のために介護保険が利用できるもの**
> - 住宅改修：段差解消工事，転落防止用柵
> - 歩行補助：歩行器，多点杖，松葉杖など
> - 車いす
> - 特殊寝台とその付属品
> - 離床センサーなど
>
> 注：自治体によって異なるが，要支援1・2，要介護1では，例外給付の対象の場合のみ可能なものもある．

ないのは問題である．現在までに医療施設や介護施設では様々な転倒防止，転落した場合の外傷防止のシステムが取り入れられている．それでも転倒・転落を全くなくすことはできないのが現実である．この点を理解していただかなければ，家族からのクレームだけが増えて，介護士の意欲が低下することになる．

あるご家族が親を施設から連れ出した際に，押していた車いすごと転倒して，乗っていた高齢の母上が骨折してしまった．その時に，自分たち家族の介護力の低さに気づくと同時に老人ホームでの普段の介護に感謝されていた．そのような理解力のあるご家族が増えることを望みます．

特定の病態と転倒との因果関係がわかっているものに，①慢性硬膜下血腫・正常圧水頭症，②発熱，③低血圧，④睡眠導入剤・抗精神病剤等の影響がある．①慢性硬膜下血腫，正常圧水頭症を疑う，あるいは，数日の間に転倒を繰り返す場合には，頭部CTを（病院等へ依頼して）撮影することを推奨する．②高齢者では発熱の訴えがないまま高熱になっていることが少なくない．また，抗炎症剤などを連用している患者さんも多く，発熱を見逃しやすい．転んだ後起こしたら身体が熱かったという例もよく聞く．したがって，高齢者の定期的な体温測定は，発熱を見逃さないために有意義である．③高血圧のない前立腺肥大の患者さんにαβブロッカーが投与されて，転倒した例がある．④睡眠導入剤，抗精神病剤等に関して，睡眠導入剤を内服していて，深夜トイレに起きた際に転倒する事例が少なくない．睡眠障害治療剤を処方する場合には，特に内服初日の経過観察が大切である．

車いす立ち上がりセンサー，予防マット，転落センサーマットなどを個人宅でも導入することを勧める（**Chart 2-23**）．一方で転倒予備群に対して，筋力低下・廃用症候群を予防することと骨粗鬆症の治療は有効である．

実践のためのアドバイス

　転倒・転落は高い頻度で起こっていることを十分理解する．自宅で療養している時に複数回転倒して外傷を負った患者さんが，老人ホームに入居して転倒した場合でも，家族からクレームを言われることもある．そのため，高齢者の転倒転落について事前に説明できる知識を備えておきたい．また，施設は，センサーやマット，見守りなどできる限りの対策を実施する必要がある．

Case Study

症例	92歳　女性
主訴	転倒
職歴	無職
既往歴	10年前脳梗塞．7年前からアルツハイマー型認知症で治療中．移動は車いす．要介護度4．車いすで移動．
現病歴	早朝ベッド付近で倒れているところを介護士に発見された．外傷はなく．バイタルサインは正常．今月老人ホームに入居したばかりで，2回目の転倒．
経過	意識レベルに変わりはなかったが，念のため近医（脳神経外科）にて頭部CTを撮影したところ，脳萎縮所見と血腫が疑われる画像であった．
診断	慢性硬膜下血腫．
治療	脳外科医の指示により経過観察を続けたところ，慢性硬膜下水腫の所見となり，徐々に縮小したため，手術は実施せず．前医が投与していたファクターXa阻害剤は即時中止した． 普段面会に来ないご親族から「施設のミスではないか」とのクレームを受けたが，慢性硬膜下血腫の契機は数週間から数カ月前の場合が多いとされており，実際は家庭ですでに発症していた可能性を医師から説明して納得していただいた．

【文献】
1) 河野禎之, 山中克夫. 施設入所高齢者における転倒・転落事故の発生状況に関する調査研究. 老年社会科学. 2012; 34: 3-15.

7 不眠（睡眠障害）の訴え

ポイント

☑ 高齢者の不眠症は生活習慣病である．昼夜逆転には焦らずに対処する．

- 不眠は，①入眠困難，②中途覚醒，③早朝覚醒，④熟眠障害に分けられる
- ①と④は高齢者の生活習慣が影響している
- 不眠症は主観的な病気であるが，夜間無呼吸症候群など客観的に診断できるものもある

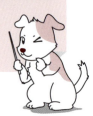

頻度・背景（Chart 2-24）

自験例の23%は睡眠障害の治療剤（不眠治療剤・睡眠導入剤：以下"眠剤"）を内服していた．年齢とともに必要な睡眠時間は短くなるが，十分な睡眠時間を満たしていても「睡眠の質」に納得していない高齢者も多く，真の不眠症の頻度

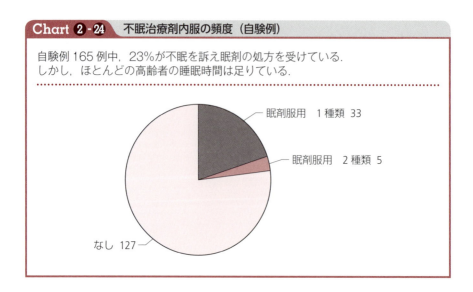

Chart 2-24　不眠治療剤内服の頻度（自験例）

自験例 165 例中，23% が不眠を訴え眠剤の処方を受けている．
しかし，ほとんどの高齢者の睡眠時間は足りている．

- 眠剤服用　1種類　33
- 眠剤服用　2種類　5
- なし　127

は明らかではない．そこで，眠剤を常用している患者さんをカウントしたところ前述のように23％もあった．なお，2剤以上の眠剤を内服している高齢者は3％であった．別な報告では，主観的な不眠を有する者は60歳以上の高齢者では29.5％．睡眠薬を常用する者の割合は加齢とともに有意に上昇して，80歳以上の女性では21.8％とされている[1]．

診かた，考えかた（Chart 2-25）

高齢者の不眠症で治療が必要となるのは，①中途覚醒，②治療薬剤の影響，③認知症など疾患の症状としての不眠（昼夜逆転など）である．老人ホームの高齢者の生活パターンを観察すると，朝食後に1～2時間うたた寝，夕食前までにも1～2時間午睡をとる方が多い．不眠の翌日だけではなく連日定時に午睡をとっていることから，「夜入眠できない，朝早く目が覚める」のは当たり前に思える．年齢を重ねるにつれて，標準的な睡眠時間は短く，質も悪化するという生理的な変化を高齢者は受け入れ難く，実際に必要な睡眠をとっていても，眠剤を希望する人も少なくない．また，足腰の弱い高齢者はベッド中心の生活をしている．こ

Chart 2-25　高齢者の睡眠障害の診かた，考えかた

- 必要とする睡眠時間が減っているのに，床で過ごす時間が長い（入眠時間が早い）．高齢者の不眠の訴えの原因で最も多い．生理的変化と生活パターンの問題であり，睡眠不足ではない．
  →よく話をして理解を求める．
- 深いノンレム睡眠が短くなり，疲労回復が遅くなっている．
  高齢者の睡眠障害の主な原因：加齢に伴うもので解決は困難．
  →さらに寝付きが悪いとの訴えあれば薬剤治療する．
- 中途覚醒がある（尿意，睡眠時無呼吸）
  →利尿剤の投与時間の変更．CPAPの導入（在宅医療でも容易）．
- 治療薬剤の影響
  Chart 2-26参照．ほとんどの高齢者の場合，原因薬剤の中止は難しい．
  →減量あるいは休止期間を設けて，どちら（睡眠障害 or 原疾患）を抑えるか本人に判断してもらう．
- 罹患疾患（認知症など）の影響
  →原疾患の治療を優先．精神科の併診．注意しながら睡眠障害治療剤を併用する．
- 生活習慣（昼寝，お茶など）
  →本人，家族，医療スタッフの協力．通所リハビリテーション，デイサービスなどの利用．

Chart 2-26　高齢者に睡眠障害を引き起こす薬剤

睡眠障害内容	薬剤	一般名	商品例
不眠	コリンエステラーゼ阻害剤	リバスチグミン ドネペジル	リバスタッチ アリセプトなど
不眠	フェニトイン	同左	アレビアチンなど
不眠	SSRI（選択的セロトニン再取り込み阻害剤）抗うつ剤	パロキセチン セルトラリン	パキシル ジェイゾロフトなど
不眠	甲状腺ホルモン剤	レボチロキシン	チラージンSなど
不眠，悪夢	レボドパ，カルビドパ	同左	メネシット，ネオドパストン，ドパコールなど
覚醒効果	テオフィリン カフェイン（量右記）	同左	テオドールなど（インスタントコーヒー4杯，緑茶9杯で250mgを超える）
覚醒効果，焦燥感	ステロイド剤	同左	プレドニンなど
睡眠生理の変化，悪夢	β遮断剤	カルテオロールなど　多数	ミケランなど
睡眠導入後の睡眠の分断	アルコール	同左	同左

（塚田理鯉子，他．Current Therapy. 2016；34：220-4 をもとに作成）[2)]

れにより床（とこ）での時間が長くなっている．このような状況では臥床している時間は長いのに，熟睡している時間が短いので「不眠」と思えてしまう．このような不眠症は「高齢者の生活習慣病」ともいえる．

①中途覚醒は，男性では前立腺肥大，女性では過活動性膀胱等を背景とした「尿意」により起こる．この夜間のトイレ起床が転倒につながり，大腿骨頸部骨折に至る高齢者が少なくない．高齢者は深いノンレム睡眠が短くなり，中途覚醒が多くなり，その後の入眠も遅いという背景もある．

②治療薬剤の影響で不眠を引き起こすことも少なくない（**Chart 2-26**）．特にリバスタッチ®，アリセプト®，アレビアチン®，パキシル®，ジェイゾロフト®は高齢者によく使われる薬剤であり，注意が必要である．上記の薬剤には（逆に）眠気の副作用も報告されている．また，原疾患治療継続のために中止にできないことが多く，対応は難しい．

Chart 2-27　高齢者の睡眠衛生指導

1. ベッド上で多くの時間を過ごさない
2. 就床・起床時刻を一定に保つ
3. 寝付けなければ，一度離床する
4. 昼寝は午後の早い時間帯に 30 分間までに制限する
5. 定期的に運動する
6. 日中，特に午後の遅い時間帯はなるべく戸外で過ごす
7. 一日の光暴露量を増やす
8. 午後以降はカフェイン，タバコ，アルコールの摂取を控える
9. 夕方以降は水分摂取を制限する

(小曽根基裕, 他. 日老医誌. 2012; 49: 267-75)[1]

③認知症の症状としての不眠（昼夜逆転など）は，不眠症治療剤を併用するが，初めは精神科医に処方をお願いするのが理想である．なお，認知症でやむを得ない場合の抗精神病剤の使い方，眠剤の使い方については厚生労働省研究班から厳しいガイドライン[3]が示されている．

治療（Chart 2-27）

「高齢者の不眠症は主観的なもので生活習慣病ともいえる」ということは，生活上の指導で睡眠が改善する可能性がある．小曽根らは高齢者の睡眠衛生指導を総説に示している．その内容に我々も同意するところが多い．

　　現実的にはどうしても眠剤が必要な例があります．高齢者に比較的安全に使用できるといわれている眠剤は **Chart 2-28** に記載したベルソムラ®，ロゼレム®とルネスタ®です．これらも十分注意しながら投与します．なお，ベンゾジアゼピン系睡眠剤，ベンゾジアゼピン系抗不安剤の高齢者への使用は，以前よりも厳しく制限されており，厚生労働省研究班でも推奨していないことを明記しておきます．

Chart 2-28 高齢者に使いやすいとされている不眠治療剤について

薬効分類名/商品名/参考事項	注意点	効果（自験例の感想）
オレキシン受容体拮抗薬 ベルソムラ® 12mg	成分過敏症 併用禁忌：イトリゾール®，クラリシッド®，ノービア®，インビラーゼ®，ビラセプト®，クリキシバン®，テラビック®，ブイフェンド®	筋弛緩作用がなく，高齢者に向いている
メラトニン受容体アゴニスト ロゼレム® 8mg	禁忌：同成分過敏症，高度な肝機能障害のある患者，フルボキサミンマレイン酸塩を投与中の患者 併用禁忌：フルボキサミンマレイン酸塩（ルボックス®，デプロメール®）	安全性が高く，高齢者に向いているが，効果が弱め
γ-アミノ酪酸（GABA）受容体作動薬 ルネスタ® 1mg・2mg ・アモバンの改良型 ・高齢者は最高2mgまで	警告：朦朧，夢遊，健忘 禁忌：同成分過敏症，重症筋無力症，急性狭隅角緑内障 原則禁忌：肺性心，肺気腫，気管支喘息および脳血管障害の急性期等で呼吸機能が高度に低下している場合	副作用（依存性，持ち越し）少なく，高齢者に向いている

【文献】
1) 小曽根基裕，黒田彩子，伊藤洋．高齢者の不眠．日老医誌．2012；49：267-75．
2) 塚田理鯉子，新井哲明．睡眠薬と認知症．Current Therapy. 2016; 34: 220-4.
3) 認知症に対するかかりつけ医の向精神薬使用の適正化に関する調査研究班，編．かかりつけ医のためのBPSDに対応する向精神薬使用ガイドライン（第2版）．厚生労働科学特別研究事業．2015；p.1-6．

8 眼症状の訴え

ポイント

☑ 症状としては眼脂が最多．視覚障害の原因となる疾患がないか確認することが重要．

- 視覚障害の原因である緑内障と加齢黄斑変性症は80歳代に多い
- 白内障の眼薬は進行抑制効果のみ
- 緑内障の眼薬は一日あたりの点眼回数に注意
- ステロイド点眼剤を連用してはならない

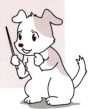

頻度・背景（Chart 2-29）

　訪問診療対象の後期高齢者に多い眼症状は眼脂（＝めやに），乾燥症状，結膜下出血である．これらは一過性の症状のため正確な頻度の把握はできない．代わ

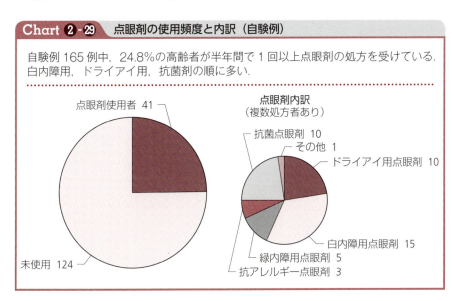

Chart 2-29　点眼剤の使用頻度と内訳（自験例）

自験例165例中，24.8％の高齢者が半年間で1回以上点眼剤の処方を受けている．白内障用，ドライアイ用，抗菌剤の順に多い．

点眼剤使用者 41
未使用 124

点眼剤内訳（複数処方者あり）
抗菌点眼剤 10
その他 1
ドライアイ用点眼剤 10
白内障用点眼剤 15
緑内障用点眼剤 5
抗アレルギー点眼剤 3

りに本稿では，点眼剤の投薬を受けた患者数を記載する．自験例165例で半年間に点眼剤の処方があったのは41人（24.8%）であった．内訳は，白内障用15人，ドライアイ用10人，抗菌剤10人，緑内障治療剤5人，抗アレルギー剤3人，その他1人（複数の点眼剤処方例：4人）であった．患者数としては白内障が多いが，実は，視覚障害（中途失明）の原因として重要なのは緑内障である．

診かた，考えかた（Chart 2-30）

若生らによると視覚障害の原因疾患の1位は緑内障（21.0%），2位は糖尿病性網膜症（15.6%），3位は網膜色素変性（12.0%），4位は（原文「加齢」の文字なし）黄斑変性で，7位がやっと白内障（4.8%）であった．注目すべきは原因疾患の平均年齢である．緑内障が平均75.7歳，糖尿病性網膜症が64.2歳，網膜色素変性が60.1歳，黄斑変性が75.9歳と続き白内障は67.9歳と若い．また，年齢分布でも緑内障と黄斑変性の2つの疾患は50歳代から増加して，80歳代がピークになっていた[1]．この結果から**高齢者において最も注意が必要な眼疾患は，緑内障と加齢黄斑変性**であることがわかる．白内障の患者は多いが，後期高齢者ではすでに治療を受けていて，視覚障害（中途失明）の原因とはなっていないのである．

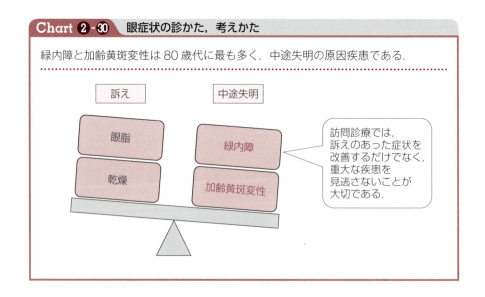

Chart 2-30　眼症状の診かた，考えかた

緑内障と加齢黄斑変性は80歳代に最も多く，中途失明の原因疾患である．

訪問診療医は，緑内障の主な症状である視野狭窄，加齢黄斑変性では視野の歪みの訴えを聞き出して，疾患の発見に努めなければならない．確定診断には，緑内障では眼圧，黄斑変性では眼底検査が必要である．訪問診療あるいは往診している眼科医は少ない．したがって，視力障害を訴えた場合には，眼科受診を勧める．

> **緑内障の定義**：眼圧を十分に下降させることにより視神経障害を改善，もしくは抑制するという眼の機能的構造の異常であり，視神経と視野に特徴的変化を有する疾患である．原発緑内障（原発開放隅角緑内障と原発閉塞隅角緑内障に大別），続発緑内障，発達緑内障に分類される[2]．原発開放隅角緑内障が最も多く，そのなかでも正常眼圧緑内障の頻度が高い．急性原発閉塞隅角緑内障は，眼痛，視力低下，嘔吐などの緑内障発作を起こすことがある．

> **加齢黄斑変性の定義**：本疾患は慢性進行性の黄斑部の変性疾患である．黄斑部網膜・脈絡膜の萎縮を呈する萎縮型，脈絡膜新生血管に起因した黄斑部の滲出性変化を呈する滲出型，および前駆病変からなる．先進国における主要な中途失明原因になっている[3]．

治療

　眼脂は，細菌性結膜炎の可能性が高く，抗菌剤の点眼液（例：クラビット® 0.5％，ベストロン® 0.5％）を処方する．なお，眼脂にMRSAが存在する（たぶん鼻腔から）ことがあるといわれているが，高齢者での対応は定まっていない．
　ドライアイは，涙液が減少している高齢者に，過活動膀胱治療などの目的で抗コリン剤が投与されることでさらに悪化する．人工涙液やヒアルロン酸点眼液を用いる．例：ヒアレイン®点眼液0.1％ 5mLを1日5〜6回1回1滴点眼する．0.3％ではなくて0.1％製剤で十分である．また，介護者が点眼する場合は1日3回でもよい．
　結膜下出血は頻度が多く目立つ症状であるが，基本的には経過観察とする．
　原発開放隅角緑内障では点眼剤により眼圧を下げる．効果がない場合には手術療法が行われる．筆者らがよく投与しているのはプロスタグランジン $F_{2\alpha}$ 製剤の

ラタノプロストである［例：キサラタン®0.005% 2.5mL 1日1回1滴を点眼（両眼使用で3週間程度持つので早く消費するようであれば，他の点眼剤の用法と誤解して1日2〜5回点眼している可能性が高い．すぐに訂正させる］．

　白内障は手術療法が確立している．進行抑制にはピレノキシン点眼液（例：カリーユニ®点眼液0.005% 5mL，使用時よく混ぜて1日3〜5回1回1〜2滴）を点眼する．

　加齢黄斑変性の治療は経過観察，抗VEGF剤，レーザー凝固などあるが，専門医に委ねる．

実践のためのアドバイス

　眼科医から一時的にステロイド点眼剤を用いるように指導がある場合もある．訪問診療では，そのステロイド剤がいつの間にか長期間投与されてしまうことがあるので注意が必要である．患者さんによっては開封後半年以上経った眼薬を使っている人もいるので更新する．2剤を点眼する場合には十分間を開けて点眼するように指導する．すぐに点眼すると前の薬液を洗い流してしまうことになる．

【文献】

1) 若生里奈, 安川 力, 加藤亜紀, 他. 日本における視覚障害の原因と現状. 日眼会誌. 2014; 118: 495-501.
2) 日本緑内障学会. 緑内障診療ガイドライン. 第3版. 日眼会誌. 2012; 116: 6-46.
3) 小畑亮. 加齢黄斑変性の診断と治療指針. 老年医学. 2016; 54: 131-6.

9 うつ状態

ポイント

☑ **高齢者は，発熱，腰痛時が原因でも容易にうつ症状を呈する．**

- 経験的には慢性疾患に軽い身体的疾患が加わった際にうつ症状が出ることが多い．
- うつ症状は認知症の症状のひとつであり，老年性うつ病との鑑別は難しい．

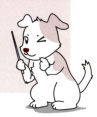

頻度・背景（Chart 2-31）

高齢者のうつ症状は，意欲の低下，活動性の低下などが主な症状であり，一般的なうつ症状より目立たない．自験例165例で半年間に「うつ状態」を呈した

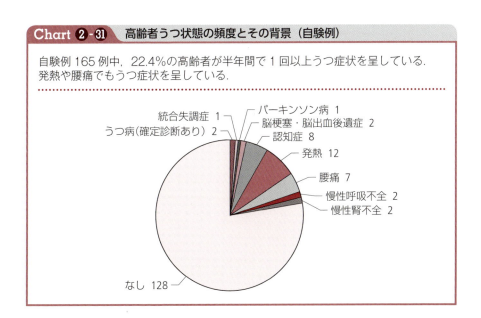

Chart 2-31　高齢者うつ状態の頻度とその背景（自験例）

自験例165例中，22.4%の高齢者が半年間で1回以上うつ症状を呈している．発熱や腰痛でもうつ症状を呈している．

- 統合失調症 1
- パーキンソン病 1
- うつ病（確定診断あり） 2
- 脳梗塞・脳出血後遺症 2
- 認知症 8
- 発熱 12
- 腰痛 7
- 慢性呼吸不全 2
- 慢性腎不全 2
- なし 128

のは 37 名（22.4%）であった．背景としてうつ病（精神科医による確定診断あり）を持つ者は 2 例で全体の 1.2%．大部分の 36 名（94.6%）は，「うつ病」ではなく，発熱（12 人），認知症（8 人），腰痛（7 人），慢性呼吸不全（2 人），慢性腎不全（2 人），脳梗塞・脳出血後遺症（2 人），統合失調症（1 人），パーキンソン病（1 人）という背景を持つ「うつ状態」であった．この結果から高齢者は様々な誘因で容易に「うつ状態」に陥るため，頻度が高くなっていると推定された．なお，「うつ病」には診断基準があり（基準項目の例：2 週間以上続く

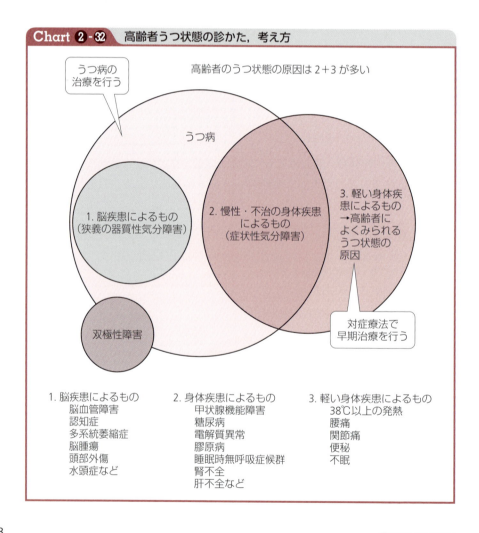

Chart 2-32　高齢者うつ状態の診かた，考え方

憂うつ，不眠，希死念慮など）これを満たす場合に下される病名である．「うつ病」発症のピークは 40 歳代，双極性障害の発症ピークは 20 歳代であり，高齢者はピークからは「はずれ」ている．一方，「うつ状態」は病態を示すものである．

診かた，考えかた（Chart 2-32）

　高齢者はもともと精神活動や身体活動は活発ではないため，強いうつ気分，強い罪責感，死への思いなど言葉や態度でのうつ症状の訴えは少ない[1]．Chart 2-33 に示したように，自ら摂っていた食事を食べなくなる，あるいは，リハビリテーションやデイサービスに行くことを拒んだり，入浴を嫌がるなどの意欲の低下が主な症状である．このような症状が認められた場合には，高齢者ではまず「軽い身体疾患によるもの（38℃以上の発熱，腰痛，関節痛，便秘，不眠）」を原因と仮定して，対症療法を進めたほうが賢明である．慢性呼吸不全や慢性腎不全などの完治が望めない疾患に長期間罹患していると「うつ状態」になることは容易に想像がつくが，<u>高齢者は発熱や腰痛などの日常よく見かける病態からも「うつ状態」になることを憶えておくべきである</u>．

　認知症では「うつ症状」を呈することも多く，軽度の認知症患者では認知症による「うつ症状」なのか「老年期うつ病」なのか区別することは難しい．アルツハイマー型認知症では約 20％，レビー小体型認知症では約 42％に「うつ症状」

Chart 2-33　一般のうつ症状と高齢者のうつ症状の比較

一般症状（下線は高齢者には少ない症状）	高齢者の症状（の表現）
1. <u>強いうつ気分</u>	
2. 興味や喜びの喪失	表情がない
3. 食欲の障害	食事は介助してもらわなければ食べない
4. 睡眠の障害	
5. 精神運動の障害（制止または<u>焦燥</u>）	顔を上げない，目を合わせない，会話しない
6. 疲れやすさ，気力の減退	「疲れるから」と入浴しない
7. <u>強い罪責感</u>	
8. 思考力や集中力の低下	リハビリテーション，デイサービスに参加しない
9. <u>死への思い</u>	

が存在するとの報告もある[2]．認知症には長い経過があるので，患者さんの病状の変化を継続して診ることと家族（施設では介護士）から聞き出すことが診断の助けになる．

治療

「慢性の身体疾患」に一時期「発熱や不眠状態」が重なって，その結果うつ症状が具現化してくると考えるのが，高齢者の診療経験が豊富な医師の共通した認識であろう．したがって，治療は背景となる現疾患の治療と対症療法を平行して行う．

発熱時の対症療法では高齢者の場合，安全性が高い非ピリン系解熱鎮痛薬アセトアミノフェン（例：カロナール®）が広く使われているが，免疫学的には炎症性サイトカインのIL-6量とうつ症状には関連性があることが示されているので，うつ症状がある時には非ステロイド性抗炎症剤（NSAIDs；例：ロキソニン®）を用いたほうが理論的かもしれない．なお，安全性に配慮するあまり，カロナール®200mgを1回1錠投与される場合をよくみかけるが，200mg1錠は体重20kg程度の小児を想定した用量であり，体重が30kg以上ある高齢者では1回2錠を内服しなければ効果は弱い．

腰椎圧迫骨折などの腰痛は2週間以上続くことも多く，コルセットを併用すると夜間の不眠も誘発されて，うつ症状がいっそう進むことになる．その場合にはブプレノルフィン（例：ノルスパンテープ®）を1週間ほど用いた後，セレコキシブ（例：セレコックス®）にバトンタッチするとよい．なお，ノルスパンテープ®は処方医師に限定条件がある．セレコックス®は100mgを1回1錠1日2回（1日200mg）内服する（1日400mg投与は関節リウマチと外傷，抜歯以外では認められていない）．

うつ症状の背景となっている便秘については第2部2章❷「便秘の訴え」(p.38)，不眠については第2部2章❼「不眠の訴え」(p.68)を参考にしてほしい．

高齢者では背景となる疾患や症状を改善させても，うつ症状の改善が認められない場合には，「狭義の器質性気分障害」を考慮しなければならない．その際に鑑別が難しいのが認知症による「うつ症状」なのか「老年期うつ病」なのかである．高齢者であって以前からアルツハイマー型認知症であれば「うつ症状」は認知症の一症状と考えてよいが，70歳以下で老年期うつ病が疑われる場合には（ご

家族に協力いただいて）一度は精神科医の診察を受けることが望ましい．

訪問診療では安易にベンゾジアゼピン系の抗不安剤や不眠治療剤を処方しがちであるが，ベンゾジアゼピン系の薬物は高齢者ではせん妄誘発のリスクが高い．したがって，投与は慎重にすべきである．さらに，（精神科系の医師ではない）訪問診療医は，高齢者に選択的セロトニン再取り込み阻害薬（selective serotonin reuptake inhibitors: SSRI）を安易に投与しないほうがよい．SSRIは以前の抗うつ剤よりも副作用が少ないといわれているが，精神症状を悪化させることもあり，投与開始からしばらくは精神科医による管理が望ましい．

Case Study

症例	88歳　女性
主訴	腰痛　食欲低下
職歴	無職
既往歴等	5年前からアルツハイマー型認知症．長谷川式簡易知能評価スケールは20/30点．ADLは自立している．静かで我慢強い性格．
現病歴	1カ月前に腰椎を骨折してコルセットを装着している（あと5カ月装着と整形外科医に言われている）．
経過	1週間ほど前から食欲がなくなり，3日前からはほとんど食べない．家族がプリンやヨーグルトを介助して食べさせると摂取する．会話もほとんどしない．
診断	腰痛によるうつ状態．
治療	痛み止めのためのNSIADsによる胃潰瘍を疑ってNSAIDsを中止したが，食欲の改善はなかった．もともと胃部不快感も訴えていない．便潜血検査も陰性．腰痛を止めるためノルスパンテープ®を使い，夜間はコルセットをはずすことを許可したところ好転して，食欲は通常に戻った．

　　高齢者ではうつ症状が，解熱あるいは痛み止めなどの対症療法で改善する人が多いとは驚きです．高齢者の医療では，原因検索や鑑別診断に時間をかけるよりも，実際の経験をもとに対症療法を進めることのほうが賢明であるということを示す良い例ですね．

【文献】
1) 厚生労働省．高齢者のうつについて．www.mhlw.go.jp/topics/2009/05/dl/tp0501-siryou8-1.pdf
2) 池田 学．老年期うつ病と認知症の関係．日本医事新報．2012；4606：50-1．
3) 宮地伸吾，宮岡 等．精神症状の見方と対応．うつ．臨牀と研究．2012；89：1159-63．

10 貧血

ポイント

☑ 加齢による基準値の低下を下回る貧血は癌が隠れている．

- 80歳代男性の平均Hbは12.2±1.8g/dL，女性は11.6±1.1g/dLとの報告がある
- 基準値を下回っている場合は病的貧血である
- 高齢者は貧血が普通と思い込んではいけない

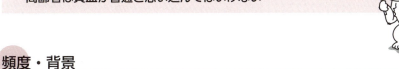

頻度・背景

　赤血球数やヘモグロビン値は，年齢とともに低くなってゆく．岡部らは年齢層ごとの検査基準値を報告しており，これは高齢者を対象とする訪問診療では有益な情報である（**Chart 2-34**）[1]．この基準値では，男性のHb値は80歳代では

Chart 2-34　高齢者の血算値（M：男性，F：女性）

年齢	RBC (×10⁴/mm³)		WBC (×10³/mm³)		血小板 (×10³/mm³)	
	M	F	M	F	M	F
60	445±37	413±39	6.4±1.2	5.9±1.3	229±56	238±59
70	405±58	399±35	6.2±1.3	5.9±1.2	211±55	225±62
80	405±40	391±38	5.8±1.1	5.9±1.0	198±57	216±69
90	324±45	387±42	4.3±3.1	5.7±1.5	—	177±43

年齢	Hb (g/dL)		Ht (%)		血清鉄 (μg/dL)	
	M	F	M	F	M	F
60	13.6±1.5	12.6±1.3	40.3±5.2	37.7±3.7	101±20	83±24
70	12.8±1.7	12.1±1.5	37.5±5.2	36.3±4.6	116±22	86±19
80	12.2±1.8	11.6±1.1	38.1±5.5	33.4±3.5	100±30	84±16
90	9.7±1.6	11.5±1.0	29.8±5.0	34.5±3.2	—	76±16

(岡部紘明．モダンメディア．2005；51：195-203)[1]

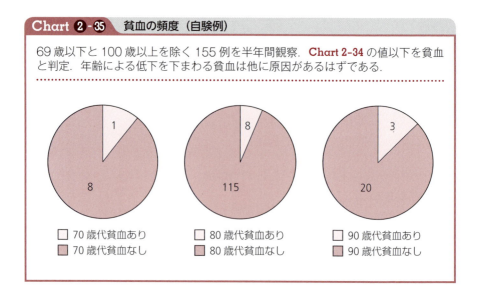

Chart 2-35 貧血の頻度（自験例）

69歳以下と100歳以上を除く155例を半年間観察．Chart 2-34の値以下を貧血と判定．年齢による低下を下まわる貧血は他に原因があるはずである．

平均 12.2±1.8g/dL，女性は 11.6±1.1g/dL である．これを基準値として自験例（70〜99歳）155例の貧血の有無を年齢層別にみてみると，70歳代では11.1%，80歳代では 6.5%，90歳代では 13.0%が基準値を下まわっていた．つまり病的な貧血であった．

高齢者の貧血について篠原は「加齢自体が炎症を伴う」との考えも紹介している[2]．しかし，高齢者は「貧血ぎみであることが普通」と思い込んでいると，病的な貧血を見落とすことになる．

実際に，自験例での貧血の原因を調べてみると（Chart 2-35），慢性腎不全 2人，経口摂取不能（低下）2人，胃潰瘍 2人，大腸癌 2人，COPD 1人，胃癌 1人であり原因不明は 2人に過ぎなかった．

診かた，考えかた

我々は感覚的に「高齢であればこのぐらいの貧血は当たり前」と判断しがちであるが，これは自らが掘ったピットフォールである．訪問診療で診ている患者さんは，健康で長生きされている群と複数の疾患を持っている群の 2群に分かれているため，Hb 値も二極化している．岡部らの報告でも 80歳代の男性の標準偏差がプラスマイナス 1.8g/dL とかなり幅が広く，ばらつきが大きい．年齢に

よる変化以上の貧血を診たら年齢のせいにせず，原因検索を進めるべきである．自験例には総合病院を退院して自宅療養となった患者さんの中に食道潰瘍や胃癌や大腸癌が見つかったこともあった．高齢者の悪性腫瘍は進展が遅く，貧血もじわじわと進行する．また，鉄剤の投与により一旦改善することも多いので，癌が隠れてしまう可能性がある．内視鏡などの検査ができない超高齢者ではスクリーニングとして腹部 CT を実施するとよい．

　高齢者は普段から活動・運動量が限られており，貧血症状を訴えることはほとんどない．したがって，血算検査を年に 2 回は行い，RBC や Hb などの値の変化を比較することが大切である．

　ヘリコバクター・ピロリの除菌やプロトンポンプインヒビターなどの登場により，壮年期までの胃潰瘍は減っているが，超高齢者ではまだその恩恵を受けていない例も多く，古典的な胃潰瘍・吐血が数多く認められる．さらに，高齢者が増えるに従って，高齢の喫煙者，飲酒常習者の実数も増えており，貧血の原因となる疾患背景が増えているのが現状である．なお，貧血には下肢のむくみや，低アルブミン血症を合併していることが多い．

治療

　超高齢者であっても Hb 値が 9.0g/dL 以下は貧血であり治療を行う．高齢者の場合には鉄の利用・代謝が遅いため，鉄剤投与は検索と同時に開始してよい．経口鉄剤の投与だけでは鉄過剰にはならないので，貯蔵鉄が十分確保されるまで（フェリチン値で推測）1 日 100mg を投与し続ける．目標 Hb 値は 11.0g/dL である．なお，若年や壮年に多い鉄剤による消化器系の副作用は，高齢者ではほとんど訴えない．鉄剤にビタミン C や胃薬を同時に投与する必要はない．

　訪問診療では原則として輸血は行わない．輸血はアナフィラキシーなどの重篤な副作用の頻度が一般薬剤と比較して桁違いに高く，繰り返し輸血によって免疫学的副作用が増強するためである．輸血を行う場合には紹介して病院で実施してもらう．人工透析のために透析医療施設に通院している場合には，その施設の外来でも輸血は可能である．

　血球をもとにした分類では高齢者の貧血は，小球性低色素性貧血（MCV 80 以下，MCHC 30 以下）がほとんどである．時に大球性正色素性貧血（MCV 101 以上）の患者をみかける．これはいわゆる潜在的ビタミン B_{12} 欠乏症を起こしているもので，実際にビタミン B_{12} を測定しても正常範囲にあることが多い．

治療の際には，ビタミン B_{12}（筋注）に加えて，鉄剤（内服）も行う．念のために胃内視鏡を行う．

慢性腎不全ではエリスロポエチンと鉄剤の投与が効果的であり，現在では輸血の機会は少なくなっている．エリスロポエチン注射時の目標設定 Hb 値は，訪問診療患者でも透析患者と同じく Hb 12.0g/dL であり，これを超えた場合には休薬あるいは注射間隔を延長する．

訪問診療の高齢者は「鑑別診断よりも治療優先」と言っておきながら，この貧血の章では「先入観は危険」と言っています．もしかすると，筆者は「高齢者の貧血だけは油断するな」と言いたいのではないでしょうか？余談ですが，米国では 65 歳以上の高齢者の原因不明の貧血を「unexplained anemia」と呼び，日本語では「老人性貧血」と訳されています．これはピットフォールに誘導するような危険な罠ですよね．皆さんも「老人は貧血が当たり前」とは決めつけないように注意してくださいね．

日本輸血・細胞治療学会では「（在宅を含む）小規模医療機関における輸血ガイド」を示したけれど，血液型検査や赤血球不規則抗体検査（72時間毎），輸血終了時の抜針の問題など在宅医療では困難なことが多いね．

Case Study

症例	82 歳　女性
主訴	貧血
職歴	無職
既往歴	10 年前からアルツハイマー型認知症．長谷川式簡易知能評価スケールは 3/30 点．
現病歴	高齢者健診で貧血（RBC 220 万/μL，Hb 値 7.4g/dL）を指摘された． 肝機能，腎機能異常なし．腹部症状なし．食欲あり．下血なし．
経過	8 年前に胃内視鏡検査を受けたが，現段階では実施は難しそう．経口鉄剤の投与を優先させた．1 カ月で Hb 値 9.0g/dL に改善．念のため腹部単純 CT を撮影したところ，横行結腸に腫瘤が認められた．肝内転移はない．

大腸癌．
 総合病院で精査．手術可能と判断され，根治手術を受けた．退院後老人ホームで療養している．（入院手術による）認知症の悪化はなかった．

【文献】

1) 岡部紘明．高齢者の臨床検査基準値．モダンメディア．2005; 51: 195-203.
2) 篠原健次．高齢者における慢性炎症，慢性疾患に伴う貧血の増加，hepcidin 測定を含めた診断および治療法について．臨牀と研究．2015; 92: 87-91.

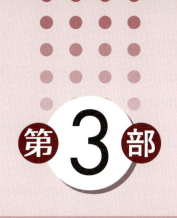

第3部

訪問診療で診る10大疾患：知っておきたいその病態と治療

❶ 大腿骨近位部骨折
❷ 誤嚥性肺炎
❸ MRSA・緑膿菌・紫色尿
❹ 認知症
❺ 意識消失発作
❻ パーキンソン病
❼ 下腿潰瘍
❽ 帯状疱疹
❾ 廃用症候群
❿ 介護完璧症候群（私案）

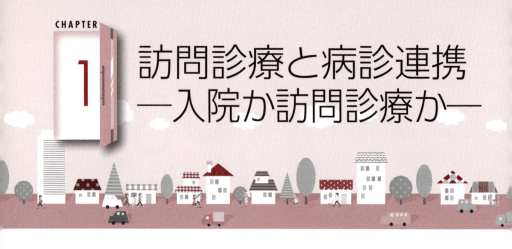

CHAPTER 1 訪問診療と病診連携 ―入院か訪問診療か―

1 訪問診療から入院となった理由・病態

（医師）訪問診療では24時間365日患者さんに対応することになっていますが，患者さんは高齢で持病も多く，入院治療が必要となる場合も少なくありません．入院治療が必要な場合には後方支援病院や連携病院な

Chart 3-1　訪問診療から入院となった理由・病態（自験例）

観察期間6カ月165例の延べ人数（平均年齢86歳，女性67%，要介護度平均2.6．開始時202人で診療中止の37人を除外）．肺炎では複数回入院あり．

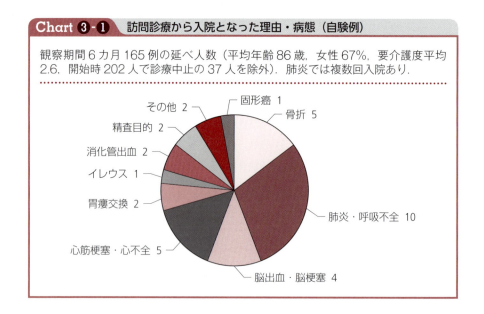

その他 2／固形癌 1／骨折 5／精査目的 2／消化管出血 2／イレウス 1／胃瘻交換 2／心筋梗塞・心不全 5／脳出血・脳梗塞 4／肺炎・呼吸不全 10

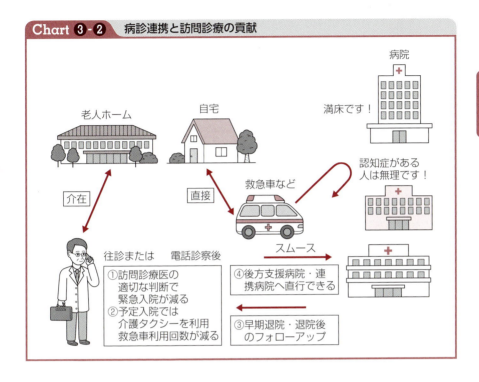

Chart 3-2　病診連携と訪問診療の貢献

どへ紹介することになっています．Chart 3-1 を見てください．入院理由は肺炎，骨折，脳梗塞・脳出血（脳出血の確定診断は後日判明したものも）の順になっています．このように胃瘻交換（p.150, 第4部❸「胃瘻管理」）以外は一般的な入院理由と同じですから，訪問診療の対象患者でも入院させることに消極的になる必要はありません．

　（若手医師）　結局入院してしまうのであれば，訪問診療はどのような点で役立っているのでしょうか？

❷ 病診連携と訪問診療の貢献 (Chart 3-2)

　「1人の患者さんの入院回数を減らす」ことに役立っています．簡単に言えば，必要性の低い入院を減らしています．たとえば，訪問診療を受けていない自宅療養中の患者さんが自己判断で年4回救急車を使って夜間に救急病院を受診．1回はそのまま帰されて，3回は入院を繰り返すとい

うCOPDや肝硬変症の例を想像してみてください．訪問診療医師による往診治療と入院判断への介入で，入院が年2回に減るといった「効果」が確実に現れます．病院側も慢性疾患で繰り返し入退院となることで使われる医療資源を急性期の患者に充てられるというわけです．さらに，事前に後方支援あるいは連携病院にベッドを手配できれば，救急隊が探すよりも受け入れまでの時間が短縮されます．

（看護師）　高齢者の方は内科，皮膚科，泌尿器科，眼科など複数の診療科にかかっている場合が多いのですが，訪問診療の場合は複数の領域を1人の医師で診るため，外来受診回数も減らすことができます．

高齢者では認知症の比率が高いので，入院の判断を医師が行うことは重要ですね．

そのとおりです．当然ですが「客観的に重症度を見極めること」が重要です．しかし，救急搬送前に患者を診ることができない場合もあります．「訪問診療医よりも救急車を先に呼ぶのはどのような場合か」を家族に教えておくことも大切です．脳梗塞，脳出血，吐下血，心筋梗塞など明らかに重篤な病態では，緊急往診を待ってもらうよりも，家族あるいは老人ホームから119番に電話して救急車を呼んでもらいます．

3　訪問診療患者で入院が必要かどうかの判断

さて，初心者のために **Chart 3-3** を書きましたが，これは一般論であって実際には救急搬送するかどうか見極めるのが難しい場合も多いものです．たとえば意識消失発作や肺炎の患者さんの病態をどのように診ていけばよいのかを「訪問診療で診る10大疾患：知っておきたいその病態と治療」と題して，いっしょに勉強しましょう．これらを理解することによって，訪問診療実践のポイントが身につくと思うよ．

「勉強しよう」，「身につく」ということは，もしかして，大学病院の医師を訪問診療に引き込もうとしているのですか？

10年後にはお願いすることになると思うよ．療養病床廃止，老老介護，そして高齢者の医療費の増加などの問題を解決するための鍵は「訪問診療＋老人ホーム」であり，それを担う医師が必要だからね．

Chart 3-3 訪問診療患者で入院が必要かどうかの判断

事前に治療・搬送を希望しないとの約束がある場合を除く．

救急搬送・入院が即時必要	往診後に判断
・転倒後の意識レベルの低下 ・脳出血の疑い ・大腿骨近位部骨折 ・新たな心筋梗塞 ・吐血（多量） ・イレウス	・脳梗塞：バイタルサイン悪化なし ・既往のあるてんかん発作 ・下血（少量） ・骨折：大腿・頭部以外 ・尿閉（半日）

（事務員）　ところで，紹介入院には原則として「診療情報提供書」が必要です．これが間に合わないうちに救急搬送となった場合に備えて，地域によっては救急隊員に提示する患者情報の書類をあらかじめ用意しておかなければならないところもあります．「診療情報提供書」と「主治医意見書」（p.186，第4部❿）を早く正確に書けることが，訪問診療医に要求される能力のひとつですね，先生．

そう言えば主治医意見書が少し溜まっていたな．

（犬）【注】ここで出てきた胃瘻交換のための入院とは，訪問診療では交換できないタイプのバンパー型の胃瘻カテーテルを訪問診療で交換可能なバルーンタイプに交換してもらうための短期入院を指しています．胃瘻については第4部❸「胃瘻の管理」（p.150）を参考にしてください．

コラム❺　診療情報提供書（紹介状）の書き方

　診療情報提供書（紹介状）の書き方を大学では講義しない．大学病院は紹介を受けることはあっても上位の病院に紹介しないから当然であろう．
　訪問診療では患者宅や移動中に紹介状を書く場合もあり，乱筆になりがちである．紹介状を書くことは大変面倒なことであるが，後から診る医師にとって有力な資料であり，訪問診療医における重要な医療行為のひとつであるから，きちんと書くようにしたい．入院の可能性がある患者さんについては，先回りして最低限必要な情報を事前に記入した様式を整えておくとよい．

紹介状に記載する内容は，**終末期の希望などを除けば一般の紹介状と変わらない**が，「訪問診療」のシステムを理解していない医師も多いので「XX病院を退院後，外来通院ができないため，当院から月2回の訪問診療を行っています」という記述を加えておくとよい．一方では，訪問診療を受けている患者さんのほとんどが「認知症」であるといった思い込みをしている医師も多いので「認知症の有無」も明記したほうがよい．その他の記載上の注意点を取り上げておく．

内容	理由
①紹介の目的	どのような疾患を疑ったのか明記する：自分の診断能力をさらけ出すことになるが，単に「入院加療をお願いします」ではなく，入院が必要な切迫性を示すために疾患名を記載する．
②既往歴	本人・家族が話せない可能性が高い．
③バイタルサイン	その変化が大切：もともと血圧が低い高齢者も多い．
④内服している薬剤，注射剤	アレルギー，禁忌があればこれらも記載．
⑤検査値	感染症の有無は必ず．MRSAや緑膿菌陽性の場合必ず．血液検査値は少し前ものでも比較のために有効であるから添える．なお，手書きよりも印字されたもののコピーの方が基準値も書かれているので見やすい．
⑥高齢者特有の事項	（ⅰ）認知症がある場合にはどの程度かを記載する． （ⅱ）家族・本人の終末期の希望（尊厳死など）がはっきりしていれば記載する． （ⅲ）家族がなく，後見人が対応している時はその旨明示する．

　ところで，好ましくない記述もあります．たとえば：
①名前（の漢字）や年齢などの誤り（病院での再確認作業に手間がかかる）
②病状・病態が時系列・箇条書きではなく，長い散文で書かれている．
③特定の診療科だけに通じる略号で書いてある．
④家族に見られることがないとの前提で書かれている（家族が見て食い違うことで時間が取られる）．
⑤薬がジェネリック医薬品名だけで書かれている（有名ではないものは一般名も添えてほしい）．

　⑤は最近出てきた問題点です．実はジェネリック医薬品の一部は従来の医薬品と異なり短期間で販売中止になっているものがあります．ジェネリック医薬品はいつの間にか「今日の治療薬」からも名前が消えてしまっているものもあるのです．気をつけましょう．

CHAPTER 2 訪問診療で診る10大疾患・病態：各論

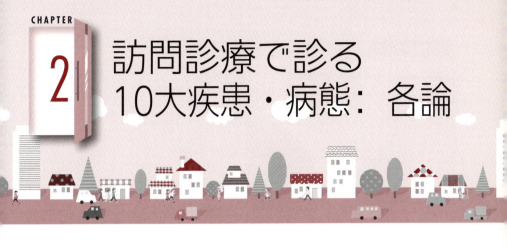

1 大腿骨近位部骨折

ポイント
☑ 高齢者では転倒・転落により容易に受傷．ADL 悪化に関与する重大な骨折．

- 受傷機転と痛みの部位から推定
- 手術可能な病院を紹介
- 手術療法・早期リハビリが大切
- 骨粗鬆症の治療を継続

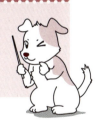

背景・頻度（Chart 3-4）

　老人ホームなどの高齢者施設では1年間に入居者の50.7％が転倒して1.9％が骨折している（p.64, 第2部2章❻「転倒・転落」参照）[1]．自験例165人（平均年齢86歳，女性67％，要介護度平均2.6，開始時202人診療中止の37人を除外）の半年間の観察でも延べ6人が骨折している．このうち2例は外出中に転倒して受傷している．過去の報告でも本人の活動性が高く，自分で動き回ることができる高齢者に骨折が多い傾向にある．骨折部位では大腿骨近位部骨折の頻

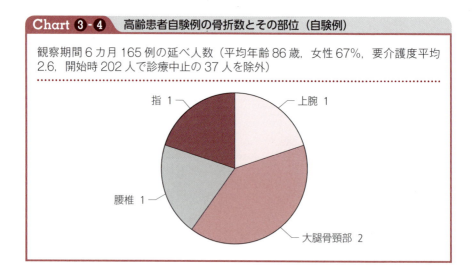

Chart ❸-❹ 高齢患者自験例の骨折数とその部位（自験例）

観察期間6カ月165例の延べ人数（平均年齢86歳，女性67％，要介護度平均2.6，開始時202人で診療中止の37人を除外）

指 1
上腕 1
腰椎 1
大腿骨頸部 2

度が最も高い．この部位の骨折は手術治療と早期のリハビリテーションが必要であり，入院での治療が必須である．なお，事情により手術を望まない（例：長期寝たきり，過去に片側の手術拒否）あるいは不可能な（例：COPDなどの原疾患で手術に耐えられない）患者さんも現実的には存在する．

信じ難いことであるが，普段歩行していない超高齢（85歳以上）の患者さんは骨折しても痛みを訴えないことが多い．痛みがないのだから「診察せずに経過をみよう」とすると，家族が体位変換をした際に痛みとともに骨折に気づく．結果として訪問診療医への信頼を失うことになりかねないので，ベッドからの転落の場合には早い段階で，一度往診しておくことが肝要である．

定義（Chart 3-5）

大腿骨近位部骨折は頸部骨折と転子部骨折に分けられる．整形外科学会の過去の調査では75歳以上では転子部骨折が多かったという．頸部は外骨膜がなく血管も少ないため，治療は人工関節置換になることが多い．手術に関しては訪問診療の範囲を超えるので，整形外科の成書を参考にしてほしい．

近位部分の骨折が高齢者に起こりやすい原因としては，①「転びやすいこと」と②「骨粗鬆症がある」ことがあげられている．しかし，ほぼ寝たきりの高齢患者さんが段差数十センチのベッドから転落して，肋骨骨折など他の部位の骨折は

❶ 大腿骨近位部骨折

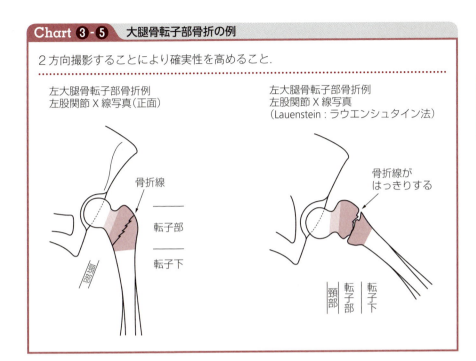

Chart 3-5　大腿骨転子部骨折の例

2方向撮影することにより確実性を高めること.

左大腿骨転子部骨折例
左股関節 X 線写真（正面）

左大腿骨転子部骨折例
左股関節 X 線写真
（Lauenstein：ラウエンシュタイン法）

骨折線
転子部
転子下
頸部

骨折線が
はっきりする
頸部
転子部
転子下

ないのに大腿骨頸部骨折を起こしている例を診るにつけて，高齢者の同部位は「金属疲労のようにすでに折れ始めている」と思われる．骨折が先で転倒が後ではないかと推測される例もある．また，他の部位は骨折しないのに反対側の大腿骨近位部も骨折する患者さんも少なくないことからも「金属疲労説」が支持される．予防として骨粗鬆症の治療が求められている．

診断（Chart 3-6）

　大腿骨頸部骨折の診断はX線写真によるが，訪問診療ではX線写真を撮ることができない場合が多いので，「転倒・転落の事実」＋「歩行が可能であった者ができなくなった」or「オムツ交換の際に股関節を痛がる」という報告があれば必ず診察する．高齢者の大腿骨近位部骨折では，足を伸ばして安静臥床していれば痛みを訴えないことも多い．また，他の骨折部位とは異なり，皮下出血や腫れが認められないことも多い．そのため，足を動かして確かめることが必要である．診察では鼠径部を片手で押さえながら，膝を曲げた状態で股関節の可動域内で足

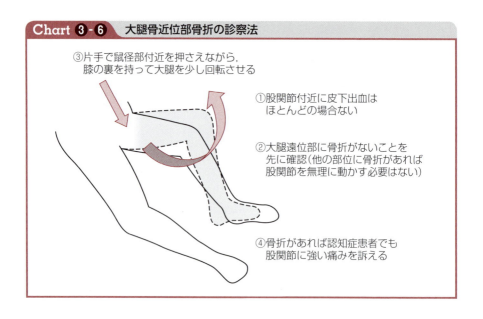

Chart ❸-❻ 大腿骨近位部骨折の診察法

③片手で鼠径部付近を押さえながら，膝の裏を持って大腿を少し回転させる

①股関節付近に皮下出血はほとんどの場合ない

②大腿遠位部に骨折がないことを先に確認（他の部位に骨折があれば股関節を無理に動かす必要はない）

④骨折があれば認知症患者でも股関節に強い痛みを訴える

をゆっくり回して痛みの有無を調べる．骨折していれば認知症であっても痛みを訴える．痛みがあれば手術可能な病院に紹介する．病院に搬送直後に緊急手術となることは少ないので，開放骨折，複雑骨折でなければ，深夜の緊急搬送までは必要ない．

治療

　歩行が可能であった患者さんが保存的治療を選択すると長期安静臥床となり，ADL（p.148，コラム⑨『訪問診療でよく用いる言葉「ADL」』参照）の低下が著しく，生命予後にも悪影響を与える．再び歩行可能になるのは約半数と言われているが，高齢者に対する手術の安全性は高まっており，手術療法の選択が基本と考えるべきである．また，術後のリハビリテーションは必須である[2]．

　経過は（**Chart 3-7**）に示したごとく，早くて2週間後に車いす移乗となる．その後，専門病院でのリハビリテーションを行い，杖歩行が可能となるのは約1カ月後である．リハビリテーション専門病院の入院期間に限界があるため，その後もリハビリテーションを続けるためには，訪問リハビリテーションか通所リハビリテーションを利用する．再骨折予防が重要で，ベッド柵，車いす乗車時の固

❶大腿骨近位部骨折

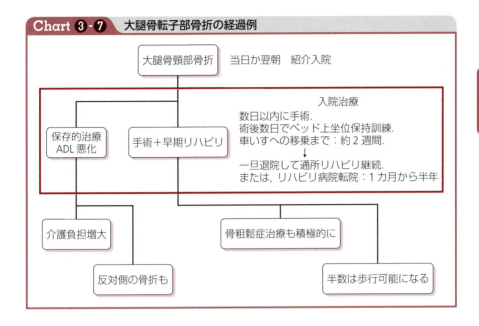

Chart ❸-❼ 大腿骨転子部骨折の経過例

定具，センサー，見守りなどの対策を講じる．骨粗鬆症の治療は骨折治癒過程では避けたほうがよいとされているが，副甲状腺ホルモン製剤のテリパラチド（例：フォルテオ®，テリボン®）では骨芽細胞に作用して骨形成を促進するため，術後早い時期から使用可能である．

【文献】
1) 河野禎之，山中克夫．施設入所高齢者における転倒・転落事故の発生状況に関する調査研究．老年社会学．2012；34：3-15.
2) 骨粗鬆症の予防と治療ガイドライン作成委員会．骨粗鬆症の疫学　第Ⅰ章 骨粗鬆症の定義・疫学および成因．骨粗鬆症の予防と治療ガイドライン 2015年版．2015．p.56-7.

2 誤嚥性肺炎

ポイント

☑ 高齢者の繰り返す肺炎は，誤嚥性肺炎である．80歳代肺炎の約80%．

・誤嚥性肺炎は嚥下障害と表裏一体
・タゾバクタム/ピペラシリン（TAZ/PIPC）（例：ゾシン®）が第一選択

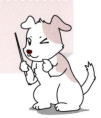

背景・頻度

　寺本らは入院患者（に限って）の年齢別の肺炎発症数とその中で誤嚥性肺炎の占める割合を報告している．70〜79歳の肺炎の患者では約70%，80〜89歳の肺炎の患者では約80%，90歳以上では90%以上が誤嚥性肺炎である[1]．これを我々は70-80-90%の法則といって憶えておいて，家族への説明の時に利用している．ちなみに50〜59歳の入院患者では誤嚥性肺炎は約20%に過ぎない．

　1年間の自験例165人においては，8人（4.8%）に誤嚥性肺炎が認められた．全員が年に2回以上症状を繰り返している．

　誤嚥性肺炎になりやすい疾患・病態として脳血管障害，パーキンソン病，認知症，口腔の異常，悪性腫瘍，胃食道逆流，睡眠導入剤内服などがあげられているが，現実的には脳梗塞，脳出血後と認知症が背景疾患のほとんどを占める．

定義（Chart 3-8）

　高齢者では嚥下と呼吸の協調性が失われ，貯留した唾液や逆流した胃液が気管に吸い込まれてしまう．その際に肺に入り込んだ常在菌・嫌気性菌によって起こされた肺炎が誤嚥性肺炎である．食事中の窒息後の肺炎は顕性誤嚥であり，高齢者でなくとも起こりうるもので単回であるのに対して，高齢者の場合は不顕性誤嚥であり，脳機能低下による現象であるため繰り返し起こる．また，同じ起炎菌による免疫反応であるため，病勢は強弱をもって繰り返すのが特徴である．

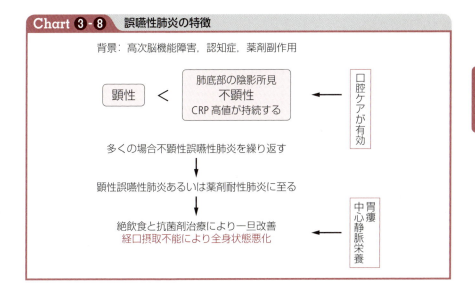

Chart 3-8 誤嚥性肺炎の特徴

診断

　理学所見，血液検査，胸部X線写真（**Chart 3-9**）から判断するが，嚥下障害のある高齢者が発熱して，活気がなく，喀痰量が多い場合は誤嚥性肺炎を強く疑い治療を開始する．経験上，胸部X線写真では肺底や心背側（心臓の陰に隠れている部分）を中心に陰影が増強している例が多い．芦澤も「通常型誤嚥性肺炎は気管支肺炎のパターンを呈し，区域性分布を示す．物理的に重力側に分布し下葉あるいは上葉の背側（S2，S6，S10）に好発することが多い」と記述している[2]．また，胸水や無気肺が認められることも少なくない．血液検査では白血球数増多はあるもののそれほどでもなく，CRP が異常高値で持続するという傾向が高齢者の誤嚥性肺炎では特徴である．

　嚥下機能検査として簡便なスクリーニング法として反復唾液嚥下テスト（RSST）がある．唾液嚥下を30秒間観察するものであるが，残念ながら誤嚥性肺炎を繰り返す患者さんではすでに30秒間に1回以下の嚥下しかできないことが多い．

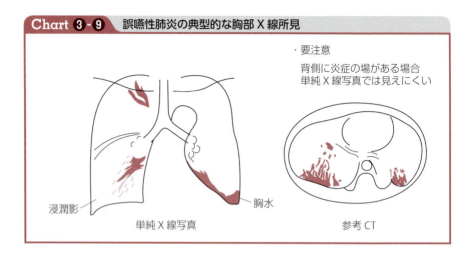

Chart 3-9 誤嚥性肺炎の典型的な胸部X線所見

・要注意
背側に炎症の場がある場合
単純X線写真では見えにくい

浸潤影　　胸水
単純X線写真　　参考CT

治療（Chart 3-10）

　誤嚥性肺炎の代表的な起炎菌は *Fusobacterium* spp., *Prevotella* spp., *Peptostreptococcus* spp.（憶える必要はない）といわれている[3]．これらは口腔内の常在菌で嫌気性菌である．しかし，嫌気性菌以外の菌の関与も否定できないために，双方に有効な抗菌剤として，現在ではタゾバクタム・ピペラシリン（TAZ/PIPC）（例：ゾシン®）が第一選択となっており，経験上も効果を確認している[4]．抗菌剤により肺炎が治癒しても，次第に脳機能が低下していく患者では，食事摂取自体ができなくなって，永眠に至るのが典型的な経過である．なお，MRSA保菌者の場合には，誤嚥性肺炎治療の繰り返しでMRSA肺炎が優位になることもある．誤嚥性肺炎患者の咽頭・鼻腔の細菌培養をしても起炎菌を断定することはできないが，MRSA肺炎に置き換わる可能性も考えて，症状が長引く場合は吸引喀痰の細菌培養検査を行ったほうがよい．

　治療上の最大の問題は「訪問診療での注射をどうするかである」．効果の高いタゾバクタム・ピペラシリンの用法は，「1回4.5gを1日3回点滴静注，肺炎の場合は症状，病態に応じて1日4回に増量」となっている．用法に従って点滴を行うためには誤嚥性肺炎の場合には原則として入院となる．老人ホームに専属の看護師が常駐している好条件であれば，入院せずに治療できる場合もある．訪問看護と訪問診療を組み合わせで週4〜5回訪問診療できればさらによい．高

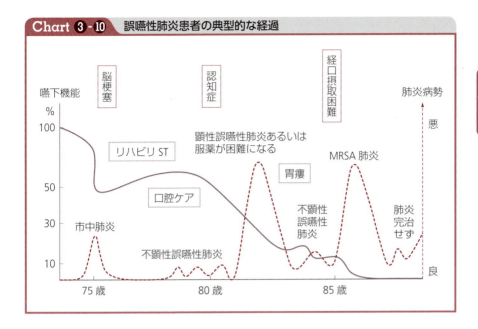

Chart 3-10 誤嚥性肺炎患者の典型的な経過

齢者の場合，体表面積が小さいので，タゾバクタム・ピペラシリン 1 回 4.5g を 1 日 2 回点滴静注でも治療可能で，経験上効果はあった．

　誤嚥性肺炎は嚥下機能障害と表裏一体の関係にあり，摂食が困難でありながら，誤嚥性肺炎のリスクを下げて延命を望む場合には胃瘻を造設する．リハビリテーションにより嚥下機能の回復が見込まれる場合にも，入院中に胃瘻を造設しておくことは賢明な選択である．胃瘻は後に閉鎖することもできるからである．迷う場合には内視鏡を用いた嚥下能力の検査を依頼するとよい．訪問診療でも検査を実施してくれる歯科医師もいる．当然，本人の意思や家族の希望により，胃瘻を造設しないという選択肢もある．

　入院治療で改善したら，退院後は訪問診療にて対応するが，誤嚥性肺炎は繰り返すため，どのような形で最期を迎えるか，ご家族との相談が必要となる．

　なお，高カロリー輸液を無菌的に充填して，配達もしてくれる薬局もあることから，後期高齢者ではない摂食不可能な在宅療養患者さんでは中心静脈栄養も選択できる．

　経口摂取可能な軽い誤嚥性肺炎の患者さんにはアジスロマイシン水和物（例：

ジスロマック®錠250mg 2錠1回 3日間，あるいはジスロマック®SR成人用ドライシロップ2g 1回のみで便利である）を投与する[4]．なお，アジスロマイシン水和物は嫌気性菌に対して効果を持つが肺炎球菌には劣るとされている．

予防

①言語聴覚士（speech-language-hearing therapist：ST）の介入によるリハビリテーションが理想である．しかし，ST資格者は少なく，STによる訪問リハビリテーションを受けることは難しい．STのいるリハビリテーション病院に通って，嚥下の基本的訓練の指導を受けられれば理想に近い．

一般的予防対策は，②食後すぐに横にならない．③食事の形態の工夫（刻み食やミキサー食など）および介助のもと口を動かす，飲み込む行為を続けて嚥下機能を維持する．訪問診療で最も有効といわれるのは④口腔ケアであり，これを行う．口腔ケアは口腔常在菌を減らし，口腔内の刺激で嚥下反射を改善させる効果がある．口腔ケアについては第5部1章「訪問歯科診療」（p.196）に詳しい説明がある．

なお，認知症治療が今までなされたことがない患者さんでは，認知症治療剤（経口できない場合パッチ）を試みる価値はある．一方，認知症患者に対して抗精神病剤が処方され，これが誘因となって誤嚥性肺炎が起こっている事例もある．認知症患者への抗精神病剤の投与はまだ「適応外使用」であり，ガイドラインに従った慎重な投与が必要である[5]．

【文献】

1) Teramoto S, Fukuchi Y, Sasaki H, et al. High incidence of aspiration pneumonia in community- and hospital-acquired pneumonia in hospitalized patients: a multicenter, prospective study in Japan. J Am Geriatr Soc. 2008; 56: 577-9.
2) 芦澤和人．肺炎の画像診断．特集 高齢者の肺炎―NHCAPを中心に―肺炎診断と治療のコツ．Modern Physician. 2013; 33: 1521-8.
3) 金子明寛，山根伸夫，渡辺大介，他．誤嚥性肺炎の起炎菌として高頻度に分離される口腔内細菌の薬剤感受性．日化療会誌．2007; 55: 378-81.
4) 河野茂．NHCAP（医療・介護関連肺炎）ガイドラインと抗菌薬使用の考え方．2012; 49: 673-9.
5) かかりつけ医のためのBPSDに対応する向精神薬使用ガイドライン（第2版）．平成27年度厚生労働科学研究費補助金厚生労働科学特別研究事業．

3 MRSA・緑膿菌・紫色尿

ポイント

☑ MRSA が検出されても，保菌者であれば，過剰な治療は避ける．

- MRSA が検出されても，呼吸器症状がなければ，経過をみる
- 膀胱カテーテル留置で緑膿菌が検出されることがある
- 便秘と尿路感染で尿が紫色になることがある

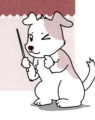

頻度・背景

　訪問診療でメチシリン耐性黄色ブドウ球菌（methicillin-resistant *Staphylococcus aureus*: MRSA）陽性あるいは緑膿菌陽性の患者さんを担当することになった場合，どのように対応すればよいか，経験例に基づいて記述する．訪問診療を受けている患者の病原体の検出についてのデータはない．しかし，東川らは平均年齢 84.9 歳の高齢入院患者 133 例の 198 検体から 412 株（呼吸器系 316 株，泌尿器系 50 株，消化器系 21 株，血液系 8 株，カテーテル系 5 株，そのほか 12 株）の菌を検出して解析したところ，MRSA は 14.6％，緑膿菌（*Pseudomonas aeruginosa*）は 6.6％検出されたと報告している[1]．2015 年に全国 1,435 医療機関において行われた厚生労働省の細菌検査サーベイランスでは，最も多く検出された病原菌は，黄色ブドウ球菌（*Staphylococcus aureus*）で全体の 13.7％，大腸菌（*Escherichia coli*）12.6％，緑膿菌 6.4％の順であった．耐性菌では MRSA が最多の 6.6％であった．角野らは，入院前の環境が高齢者施設であると有意に MRSA 保菌のリスクが高いと報告している[2]．しかし，老人ホーム入居前には MRSA の鼻腔・咽頭のスクリーニング検査が行われることが多く，自験例では，病院と介護施設を行き来している患者さんからは MRSA 陽性者がみられたが，入院歴がない高齢入居者からは MRSA は検出されなかった．ちなみに，訪問診療対象患者の自験例で肺炎時に MRSA が検出された方は，もともとの保菌者のみであった．これらを勘案すると，訪問診療の対象者に MRSA が検出されることはあるが，症状がなければ保菌者とし

て扱い，過剰な抗菌剤使用を避けることが望ましく，保菌者が入院する場合にはその旨を病院に知らせることが重要であるといえる．

訪問診療で病原体検査を行う疾患・病態は，ほぼ肺炎，尿路感染症の2つに限られる．試験穿刺や動脈血の細菌培養検査が必要な場合には入院を勧めるべきである．なお，前述（p.100，第3部2章❷「誤嚥性肺炎」参照）のように高齢者の肺炎では誤嚥性肺炎が最も多く，その原因菌は嫌気性菌が多いとされている．

膀胱バルーンカテーテルを留置している患者さんの尿の細菌培養検査を行うと，無症状でも緑膿菌が検出されることがある．膀胱バルーンカテーテルと同時に胃瘻も持っている患者さんでは，しばらくすると胃瘻チューブからも緑膿菌が検出されることがある．これは介護者を介して感染が広がっていることを示唆している例であり，介護者の手洗い，手指の消毒についてもう一度指導しなければならない．

膀胱留置バルーンカテーテルが紫色になっていることがある．紫色蓄尿バッグ症候群（purple urine bag syndrome）である．便秘による高インジカン尿と長期間の尿道カテーテル留置による尿路感染によって起こること考えられている．我々の経験例2例は女性で，便秘を解消しても色は消えなかったことから，尿路感染菌に依存した病態であると思われた．尿の細菌検査では基質特異性拡張型βラクタマーゼ産生菌〔extended spectrum beta（β）lactamase：ESBL〕が検出された．これはESBLが直接の原因というわけではなく，耐性菌に置き換わるまで長期間の感染があったことを示している．残念ながら経過中に改善することはなかった．

治療

現在MRSAに効果のある抗菌剤は，バンコマイシン，アルベカシンとリネゾリドである．なお，バンコマイシンの経口剤は腸炎，骨髄移植時の腸内殺菌用であり，MRSA肺炎に内服剤は用いない．アルベカシン（例：ハベカシン®）は静注・筋注が可能であるが，訪問診療では連日の筋注の場合は，医師が行わなければ診療報酬が請求できない．リネゾリドは商品名ザイボックス®で静注用と経口剤があるが高価である．

超高齢者の肺炎のほとんどが誤嚥性肺炎であり，いきなりMRSA肺炎として発症するわけではない．誤嚥性肺炎が落ち着いても，まだ微熱を繰り返す高齢者であって（咽頭や鼻腔のスメアではなく）喀痰の細菌培養検査でMRSA陽性の

場合には，血液検査，胸部X線写真の結果も加味して，MRSA肺炎の治療を行う．治療の際に注意しなければならないのは，MRSA肺炎に適応のある上記3種の抗菌剤は，肺炎球菌や誤嚥性肺炎の起炎菌には効果がないことである．したがって，抗菌剤の併用が必要になる．なお，薬剤投与時には腎機能だけでなく体重にも注意する．高齢者では体重30kg台の方も少なくない．

最近，鼻腔内MRSA除菌剤にムピロシンカルシウム水和物（例：バクトロバン®鼻腔用軟膏2％）が利用できるようになった．これは医療スタッフ，感染者から新たに易感染性患者への伝播を予防するために用いる．

膀胱留置バルーンカテーテルが感染源と推定される場合は，時間的余裕があることから，細菌検査と抗菌剤の感受性検査をすることが賢明である．カテーテル尿から緑膿菌が検出された場合の対応は，発熱や尿の混濁，緑色汚染などの徴候があれば，抗菌剤治療を行う．それらがなければ，尿量を増やすように水分摂取量を調節して，カテーテル交換の間隔を短くする（1カ月1回を2回など）．膀胱洗浄は訪問診療では行わない．抗菌剤を投与する場合，セフェム系の抗菌剤は緑膿菌に感受性を持つものと持たないものがあるので，きちんと確認してから投与する．尿路感染症において，リネゾリドは耐性緑膿菌にも適応があるが，現段階では在宅患者で必要となった例の経験はない．

『抗菌薬の考えかた，使い方』という岩田健太郎先生の本は本書「考えかた，使い方」シリーズの元祖です．シリーズ2冊めが，実は我輩が登場する『血液製剤の考え方，使い方』になります．さて，岩田先生の本は「目からウロコ」の内容が書かれています．たとえば「MRSAはベータラクタム剤の全てに耐性があるが，名前はベータラクタム耐性ではなく，メチシリン耐性と名付けられたのは単に歴史的なものである」とか．「メチシリン耐性菌が我が物顔で出てきて人間を苦しめる前からバンコマイシンは製剤として存在していて，リバイバルである」とか．ぜひ，読んでみてください．

【文献】

1) 横山 貴，磯田典子，大沼榮子．紫色蓄尿バッグ症候群の2症例．Nephrology Frontier. 2015; 14: 142-6.
2) 角野忠昭，小林雅子，梅田由佳，他．当院におけるMRSAサーベイランスの効果．医学検査. 2016; 65: 436-40.

4 認知症

平沢スリープ・メンタルクリニック　平澤秀人　院長

ポイント

☑ 脳の機能が低下して，知的機能や感情面に障害をきたし，日常生活がうまく送れない．

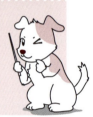

- アルツハイマー型認知症，脳血管性認知症，レビー小体型認知症に分類される
- 「中核症状」は，知的機能障害で記憶障害が典型
- 「周辺症状」は，うつ状態などの「活動低下症状」と幻覚・妄想，徘徊などの「活動過多症状」

　訪問診療で最も重要な疾患は認知症です．「認知症とその経過」がどのようなものか，ご家族に説明できますか？　今回特別にお願いしてこの分野の権威である平澤秀人先生にわかりやすくご教示いただきました．いっしょに勉強しましょう．

　平澤秀人先生のご紹介：平沢スリープ・メンタルクリニック院長，平沢記念病院名誉院長，日本老年精神医学会評議員，日本老年病学会評議員をしていらっしゃいます．

概要

　（平澤先生）　認知症とは，病気などさまざまな原因で脳の機能が低下し，記憶や判断力といった知的機能や感情面に障害をきたし，それまでは普通にできていた日常生活がうまく送れなくなった状態をいいます．
　認知症を引き起こす病気は数多くありますが，最も多いのがアルツハイマー型

認知症で大脳皮質にアミロイド蛋白（老人斑）という物質が蓄積し脳が萎縮する病気です．次に多いのが脳梗塞や脳出血などの脳血管障害が原因の脳血管性認知症です．3番目にはレビー小体型認知症があります．この3つで，認知症の原因疾患の約80％を占めます．男性では脳血管性が多く，女性ではアルツハイマー型が多い傾向があり，両者を併発している混合型認知症も多くみられます．レビー小体型認知症は，大脳皮質の広い範囲の神経細胞に，レビー小体という異常な構造物が現れる病気です．リアルな幻視をみることから始まり，やがて物忘れなど認知症の症状と，ちょこちょこ小股で歩く，手指がふるえる，動作が緩慢になるといったパーキンソン病の症状が現れます．日によって症状の変動が目立つことも特徴です．日本では認知症高齢者の約20％を占めるといわれています．

症状

①中核症状

「中核症状」は脳の神経細胞が死滅することによって起こる知的機能障害で，認知症の誰にも必ず現れる症状です．記憶障害，見当識障害，感情障害，判断力の低下，人格変化，失認・失行・失語，計算力障害などがあります．なかでも早くから現れるのが物忘れ（記憶障害）です．認知症の物忘れは，新しい記憶から障害され，必ずひどくなっていくのが特徴で，次第に古い記憶まで冒されるようになります．また，あることに関する記憶がすっぽり抜けてしまうため，忘れたこと自体を忘れてしまいます．そのため，ひどくなるに従い，安全でスムースな日常生活を送るのが難しくなり，人とのコミュニケーションもうまくいかなくなります．

　物忘れがひどくなるにつれ，時間や場所，見知った人が誰だかがわからなくなる，簡単な計算ができない，感情が不安定になる，筋道を立てて考えられない，物を正しく認識できない，手順どおりに動作ができない，その人らしさが失われる，といった症状が加わっていきます．

　一方，加齢に伴う心配のいらない物忘れは，人の名前が思い出せない，何をしようとしたか忘れた，といったことがあっても，何かの拍子に思い出したり，ヒントを与えると記憶がよみがえってきます．忘れるのはあることの一部だけなので，生活や人とのコミュニケーションに支障をきたすことはありません．

②周辺症状 (behavioral and psychological symptoms of dementia：BPSD)

　認知症高齢者の家族の多くを悩ませるのが，「ちょっと目を離すとどこかへ

行ってしまう」「1日中ボーとしている」「話しかけてもむっつりして答えない」「『財布を盗まれた』と騒ぐ」「自宅にいるのに『ウチに帰る』と言ってきかない」「夜中に起きだして騒ぐ」といった症状ですが，これが「周辺症状」です．

「周辺症状」は，意欲減退・自発性低下，睡眠障害，不安・焦燥，発語減少，うつ状態などの「活動低下症状」と，幻覚・妄想，徘徊，帰宅願望，夜間せん妄，攻撃的言動・暴力行為，性的逸脱行為などの「活動過多症状」の2つに分けられますが，どちらも本人を取り巻く環境や人の関わり方に対する反応として現れる症状です．もともとの性格とも大きく関係していて，神経質，几帳面，頑固，自尊心が強い，わがまま，疑い深いといった性格の人が認知症になると，周辺症状を起こしやすい傾向があります．このように，周辺症状が起きる原因にはいろいろな要素がからみあっているため，現れ方や程度は人によってさまざまです．

周辺症状は，環境や家族など周囲の人の関わり方が引き金になって起こると考えられます．逆に言えば，原因となっている環境や関わり方を変えれば，症状を和らげることが期待できるわけです．しかし大事な点は，周辺症状の発現には認知症症状が出現するに伴って現れてくるその人の「心の不安」が大きく影響していることです．

他の人にとっては些細なことでも，本人にとっては，大事であったり，嫌悪するものであることがあります．今，目の前にいる本人の姿だけに目が行きがちですが，それまでの人生全般に思いをめぐらし，本人の目線で何が問題なのかを探ることが大切です．

症状の経過

①脳機能の変化（Chart 3-11）

認知症を発症してから，どれくらいの期間をかけて，どのような経過をたどるのか．それを前もって知っておくことは，適切な治療や介護計画を立てるうえで非常に大切なことです．

認知症の進行の仕方は，原因によって少しずつ違います．本人を取り巻く環境や人との関わり方など様々な要素がからみあうので，個人差も生じます．しかし，大きな流れとしては，同様のものと捉えてよいでしょう．

・初発期：1～2年（記憶障害，感情障害，人格変化が現れ始める）
　　・新しく経験したことや情報を記憶するのが困難になる
　　・趣味や日課，社会的出来事に対する興味や関心が低下する

❹認知症

Chart 3-11　認知症の進行につれて心のステージも変化する

心のステージの進行度	心のステージⅠ とまどい・不安の時期	心のステージⅡ 否認・怒りの時期	心のステージⅢ 否認・怒りの時期	心のステージⅣ 否認・怒りの時期
	"漠然とした不安"におびえ，とまどいながら，それから必死に逃れようと，さまざま努力して取り繕おうとするがうまくいかず，ひどく落ちこんだり，イライラ怒りっぽくなる．	無意識下では"今までと違う自分"を認識し，自分が自分でなくなっていく喪失感に抵抗して「こんなはずはない」と強く否認する．この抵抗しきれない喪失感がやがて怒りの感情に置きかえられ，その矛先は身近な家族に向けられる．	無意識下では"今までと違う自分"を認識し，自分が今までできたことがなにもできない，わからない，そこから抜け出せない，という状況に焦り，それが今の自分なんだ，と認めざるを得なくなって，ふさぎこみ，絶望する．そんな自分の状況と折り合いをつけようとして，妄想を抱いたり，周囲に暴言や暴力をぶつけるようになる．	"不安"のレベルがぐんと下がるため，心も落ち着き，無欲・安穏の状態になるので，周囲の状況やかかわり方にも反応し，"不安"を感じとると，心身ともに不調をきたす．
認知症高齢者の心の不安	不安			
脳機能の変化（認知症の進行）	初発期(1〜2年) 記憶障害，感情障害，人格変化が現れる	初期(3〜5年) 見当識障害，判断力の低下，失認・失行・失語，計算力障害が顕著になってくる	中期(5〜8年) 記憶障害が激しくなり，徘徊・妄想など周辺症状がひどくなる	末期(5〜8年) 日常生活全般に関して介助が必要になる

(平澤秀人．図説 認知症高齢者の心がわかる本．東京：講談社；2010の図を一部修正)[1]

- それまで支障なくできていたことが，うまくできなくなる
- 感情的に不安定になりやすく，些細なことで怒ったりする
- 初期：3〜5年（見当識障害，判断力の低下，失認・失行・失語，計算力障害が顕著になってくる）
  - 数時間前や数分前のことを覚えていられない
  - 道に迷って，目的地に行けなかったり，自宅に帰れなくなる
  - 何をするのもおっくうがる
  - 言葉づかいが乱暴になったり，身近な人に暴言を吐く
  - 何度も同じ物を買いこむ
  - 言いたい言葉がなかなか出てこない，言葉につまる
- 中期：5〜8年（記憶障害が激しくなり，徘徊・妄想など周辺症状がひどくなる）
  - 自分の名前やよく知っているはずの物が何なのかわからなくなる
  - 料理の手順がわからなくなるなど，日常生活での失敗が目立つ

- 身近にいる家族が誰だかわからない
  - 昼間はウトウト眠り，夜になると起きて騒ぐ
  - 徘徊，被害妄想，嫉妬妄想，物盗られ妄想などがひどくなる
- 末期：5〜8年（日常生活全般に関して介助が必要になる）
  - 運動機能が低下し，歩いたり，食べたりするのが困難になる
  - 寝たきりに近い状態になる
  - 発語はほとんどない
  - 周囲に関心を示さない
  - 昔の記憶も障害される
  - 失禁が多くなる

②心の変化

　認知症高齢者の心は，認知症の脳機能障害の進行に伴って，以下のように心のステージⅠ，Ⅱ，Ⅲ，Ⅳという変化をたどります．その心の変化の過程で，途切れることなく存在しているのが"漠然とした不安"です．特に，心のステージⅠ〜Ⅱ」にかけての戸惑い・否認・怒りといった感情は，強い"不安"との葛藤から生じます．また，心のステージⅢの焦り・抑うつといった感情も"不安"に抵抗しきれない状況から生まれるものです．このⅠ〜Ⅲのステージは，周辺症状が非常に強く現れる時期です．心のステージⅣになると，認知症が末期まで進んでくるため"不安・意欲"のレベルはぐんと下がり，心も落ち着き，意欲・安穏の状態になってきます．

治療（Chart 3-12）

　認知症治療の中心は，薬物療法です．脳の神経細胞の死滅によって起こる中核症状の改善薬として，現在，日本で厚生労働省の承認を受けているアルツハイマー病治療薬（薬剤名）は，ドネペジル，ガランタミン，リバスチグミン，メマンチンの4種類です．ドネペジル塩酸塩はコリンエステラーゼ阻害剤で日本に最初に使用された薬剤です．その後同じコリンエステラーゼ阻害剤としてガランタミン，リバスチグミンが，NMDA受容体拮抗剤としてメマリーが発売されましたが，残念ながら根本的治療薬はまだ開発されていません．

　周辺症状（BPSD）は，大きく「活動低下症状」と「活動過多症状」の2つに分けられますが，適切な薬物療法を行うことで，どちらもかなり改善がみられます．「活動低下症状」には，抗うつ薬，抗精神病薬，脳血管障害改善薬，脳代謝

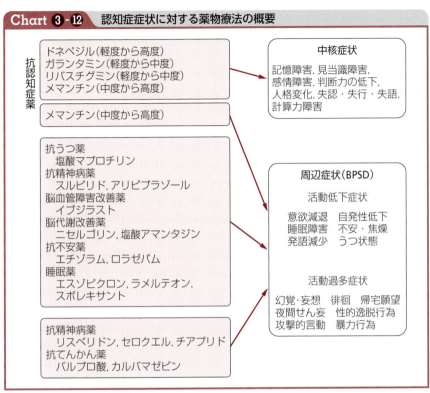

Chart 3-12 認知症症状に対する薬物療法の概要

(平澤秀人. 図説 認知症高齢者の心がわかる本. 東京：講談社；2010 の図を一部修正)[1]

改善薬, 抗不安薬, 睡眠薬が, 「活動過多症状」には, 抗精神病薬, 抗てんかん薬が処方されます.

特に家族を悩ませる徘徊, 暴力行為, 攻撃的言動, 夜間せん妄, 睡眠障害などに効果を発揮します. 周辺症状と心の問題は密接に関係しています. 適切な薬物療法に加え, 本人の心に寄り添う関わり方をすることも非常に大切です.

「認知症の進行につれて心のステージも変化する」の意味がよくわかりました. 自分は認知症患者の一時期一場面しかみていなかったと反省しています. 平澤先生ありがとうございました.

大変有益なコラムも書いてくださいました．これは読者の皆様へのプレゼントですね．

コラム⑥　心をおだやかにする回想法

　回想法は，主に高齢者を対象に，アメリカの精神科医によって始められた心理療法です．日本では，認知症高齢者の脳機能のリハビリテーションや心の安定を図るために，多くの病院や施設で行われています．臨床心理士や精神科医，訓練を受けたセラピストと1対1で行う場合と，8人程度の小グループで行う場合があります．人生で最もいきいきと輝いていたころの記憶をよみがえらせるように話しかけ，楽しくおしゃべりしてもらいます．本人がしゃべる内容については意見をはさまず，「そうなんだ」「すごいですね」といった相槌を打ちながら傾聴するのが基本です．人生をふり返り，輝いている自分を確認すること，そして，それを他の人に認めてもらえたという実感は，高齢者の自信と自尊心を取り戻すのに大いに役立ちます．その結果，不安や孤独感，抑うつが和らぎ，心は穏やかさを取り戻していきます．家族が昔話に耳を傾けるだけでも，回想法の効果は期待できます．家族にとっても，輝いている時代の姿を認識することで，本人の存在を見直す良い機会になります．

〈平澤秀人〉

【文献】

1) 平澤秀人．図説 認知症高齢者の心がわかる本．東京：講談社；2010．

コラム⑦　訪問診療でよく用いる言葉「HDS-R」

　認知機能スクリーニング検査で最も有用なものは，改訂長谷川式認知症スケール（Hasegawa's dementia scale-revised: HDS-R）です（Chart 3-13）．検査にかかる時間は6～10分と短く，20点以下が認知症疑いで，感度93％，特異度86％とMMSEよりも優れていると報告されています[1]．家庭裁判所の後見人審判のための診断書にも用いることができます．ちなみに，実際に訪問診療を受けている認知症とすでに診断がついている高齢者で検査してみると，ほとんどが9点以下でした．

❹ 認知症

Chart ❸-⓭ HDS-R

(検査日：　年　月　日)　　　　　　　　　　　　(検査者：　　　)
氏名：　　　　　生年月日：　年　月　日　　　年齢：　　　歳
性別：　男/女　　教育年数（年数で記入）：　　年　　検査場所
DIAG：　　　　　　　　　　(備考)

1	お歳はいくつですか？（2年までの誤差は正解）		0　1
2	今日は何年の何月何日ですか？　何曜日ですか？ （年月日, 曜日が正解でそれぞれ1点ずつ）	年 月 日 曜日	0　1 0　1 0　1 0　1
3	私たちがいまいるところはどこですか？ (自発的にでれば2点, 5秒おいて家ですか？　病院ですか？　施設ですか？　のなかから正しい選択をすれば1点)		0　1　2
4	これから言う3つの言葉を言ってみてください．あとでまた聞きますのでよく覚えておいてください． （以下の系列のいずれか1つで，採用した系列に○印をつけておく） 1: a) 桜　b) 猫　c) 電車　2: a) 梅　b) 犬　c) 自動車		0　1 0　1 0　1
5	100から7を順番に引いてください． （100−7は？，それからまた7を引くと？　と質問する．最初の答が不正解の場合，打ち切る）	(93) (86)	0　1 0　1
6	私がこれから言う数字を逆から言ってください． (6-8-2, 3-5-2-9を逆に言ってもらう．3桁逆唱に失敗したら打ち切る)	2-8-6 9-2-5-3	0　1 0　1
7	先ほど覚えてもらった言葉をもう一度言ってみてください． (自発的に回答があれば各2点, もし回答がない場合以下のヒントを与え正解であれば1点) a) 植物　b) 動物　c) 乗り物	a: b: c:	0　1　2 0　1　2 0　1　2
8	これから5つの品物を見せます．それを隠しますのでなにがあったか言ってください．（時計, 鍵, タバコ, ペン, 硬貨など必ず相互に無関係なもの）		0　1　2 3　4　5
9	知っている野菜の名前をできるだけ多く言ってください． (答えた野菜の名前を右欄に記入する．途中で詰まり, 約10秒間待っても答えない場合にはそこで打ち切る) 0〜5=0点, 6=1点, 7=2点, 8=3点, 9=4点, 10=5点	□ □ □ □ □ □ □ □ □ □	0　1　2 3　4　5

合計得点：

重症度	平均得点±SD
非痴呆	24.27±3.91
軽度	19.10±5.04
中等度	15.43±3.68
やや高度	10.73±5.40
非常に高度	4.04±2.62

【文献】
1) 加藤伸司, 下垣光, 小野寺敦志, 他. 改訂長谷川式簡易知能評価スケール（HDS-R）の作成. 老年精神医学雑誌. 1991; 2: 1339-47.

〈大久保〉

第3部　訪問診療で診る10大疾患：知っておきたいその病態と治療

5 意識消失発作

ポイント

☑ 高齢者の意識消失発作の原因は自律神経失調症，低血糖，パーキンソン病，心房細動など多彩．

- 自律神経失調症が多い傾向
- 薬の副作用（向精神剤，認知症治療剤）でも起こる
- 高齢者は発熱だけで意識レベル低下になりうる
- 経過をみるためには1日2回往診もありうる
- 既往にない「症候性てんかん」がありうる

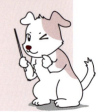

背景・頻度（Chart 3-14）

　後遺症なく1時間以内に回復するような意識消失発作が，自験例165人中半年間で延べ7人（1人は2回）に起こった（当然，脳梗塞，脳出血，心筋梗塞を除く）．後に確定した診断名は，①自律神経失調症2人，②薬剤によるもの（ドネペジル＋降圧剤），③パーキンソン病，④症候性てんかん（後に専門病院にて検査），⑤心房細動（心電図検査にて確認），⑥低血糖（60mg/dL以下）であった．③のパーキンソン病患者さんの意識消失発作の背景には自律神経失調があったことから，原因として自律神経失調症が多い傾向にあるものの原因は多彩であるといえる．

診断（Chart 3-15）

　高齢者の利用する施設（老人ホーム，入浴施設，ショートステイなど）において，意識消失発作で倒れる高齢者は珍しくない．「痛み刺激には反応するが，問いかけにはっきり答えられない」という高齢者の診断をつけるのは，実際には難しい．まずは自律神経失調症を念頭において，安静臥床させてから，診察を行う．なお，発熱だけでも意識レベル低下になりうるという予備知識を持っていなけれ

❺ 意識消失発作

Chart ❸-⓮ 意識消失発作数と内訳（自験例）

観察期間6カ月165例（平均年齢86歳，女性67％，要介護度平均2.6，開始時202人診療中止の37人を除外）．脳出血，脳梗塞を除いたもので，短時間に改善した患者の最終的な診断．

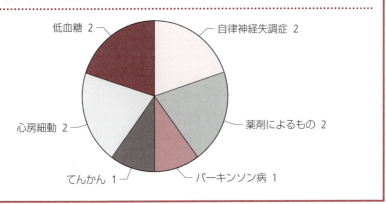

Chart ❸-⓯ 高齢者の意識消失時の診かた，考えかた

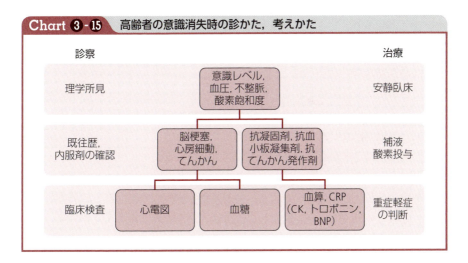

ばならない．

　手がかりを得るために，血圧測定，酸素飽和度測定を継続して経過観察すると同時に以下の3項目の確認を行う．①既往歴：「同じような症状が出たことがないか」「自然に改善したかどうか」．これらはご家族が知っていることが多い．特

に，脳梗塞や心房細動の既往がないかどうか知ることは重要である．内服剤の記録「お薬手帳」は，本人の話よりも，既往歴を知る上で役に立つ．リバーロキサバン（例：イグザレルト®）や血小板凝集抑制剤のような薬剤を内服していれば，その既往があると考えてよい．②心電図：できればポータブル心電計を用いて検査を行い，発作性心房細動ではないか，心筋梗塞ではないかを確かめる．心電図検査ができない場合には聴診・視診により心音の強弱と頸動脈の拍動と心音の一致をよく診る．この段階で自律神経失調症ではなく，心疾患の可能性が高ければ，静脈路確保と酸素投与を開始する．③糖尿病（治療の有無にかかわらず），拒食，甲状腺機能異常などの既往があれば簡易血糖検査も行う．神経学的検査は高齢者の場合，残念ながら，瞳孔反射（左右差を診る）以外の腱反射は決定打とはなりにくい．不全麻痺や関節変形があって診断が難しく，さらに「難聴」と「認知症」が現実的には大きな壁となっている．

治療

　自律神経失調症であれば安静臥床にて経過を観察する．経過をみるためには1日2回の訪問診療もありうる．低血圧の原因が薬剤等であれば内服を中止して補液を行う．また，一過性心房細動の場合は容量負荷により改善することもあるので，静脈路確保と維持輸液（時間あたり120mL程度）を行ったほうがよい．点滴開始時に採血検査ができるとなおよい．改善がない場合および心電図上心筋梗塞が疑われれば救急搬送のうえ入院治療に変更する．徐脈ではアトロピンを心室性期外収縮ではリドカインを適応に応じて使用する．その場で注射する場合には，心電図モニターが必要となるが，筆者は携帯心電図モニター（例：チェックミープロS）を使っている．

　脳梗塞との鑑別は先に述べたように言語障害や麻痺がすでにある高齢者では難しい．これも20〜30分経過観察して改善傾向がなければ検査入院をお願いする．脳出血の場合は意識障害が進行するので当然緊急搬送となる．

実践のためのアドバイス

　脳梗塞の治療のゴールデンタイムは3時間，心筋梗塞の治療のゴールデンタイムは6時間である．脳梗塞，心筋梗塞の可能性が高いと診断したらこの時間内に治療可能な病院に送るのが原則である．
　診断が難しいのはてんかん発作である．けいれん症状がない「てんかん発作

❺ 意識消失発作

が既往歴のない高齢者に出現することがある．再発作であるとの確信が得られない場合には，救急搬送の手続きをとらざるを得ない．

 てんかん発作時の対応については学会の指針に沿って，急に大きい声で起こしたり揺すったりして強く刺激することはせずに，静かに見守ることになっています．過去に発作が出ていれば見守るという対応はできますが，初めてみた時に対応できるでしょうか．また，発熱の前後でも似た症状が出ることがあり，特に認知症のある高齢者では診断が難しいことがあります．以下に 2 例の典型例を提示してみますので参考にしてください．

Case Study

症例 1	82 歳　男性
主訴	意識消失
職歴	元教員（35 年間）
家族歴	詳細不明
既往歴	2 年前から変形性腰椎症で歩行が困難
現病歴	歩行が困難で軽度認知症のため，自宅では療養できず．1 年前に老人ホームに入居．特に変わりなく生活されていた．X 月 Y 日朝，自室で倒れているところを発見された．開眼して，天井を見ているが，問いかけには答えない．手足を動かすように指示しても従わない状態が 3 分程度続く．安静にて改善．翌日食事中に同じ症状が出現．
理学所見	血圧 104/58mmhg，心拍数 60 回/分．体温 36.0℃，心音整 糖尿病治療剤服用なし．1 カ月前に転倒した際に撮影した頭部 CT は異常なし．

診断　症候性てんかん（入院後の確定診断）．
2 回目の発作時に一過性脳虚血発作を疑って，総合病院にて頭部 CT 検査を行ったが異常なし．翌日頭部 MRI・MRA 検査を行ったが異常所見はなかった．症候性てんかん疑いとなり，専門病院にて脳波検査を何回か行い，特徴的な棘波から症候性てんかんと診断された．バルプロ酸の内服により症状が治まったため帰宅．

考察　高齢者のてんかんは実は少なくないが，一過性脳虚血発作と判断されて目立たないと考えられる．高齢者ではけいれんを伴わない複雑部分発作が多く，見つけにくい．高齢者の症候性てんかんは疑わな

ければ，見つけられない．体の動きが固まるような短時間の症状でも認められた場合には報告するように指導する．

Case Study

症例2	90歳　女性
主訴	意識消失
職歴	農業・不動産業
家族歴	詳細不明
既往歴	2年前脳梗塞で左片麻痺．変形性腰椎症．
現病歴	2年前から脳血管性認知症でサービス付高齢者住宅に入居．特に変わりなく生活されていた．X月Y日昼食をまったく摂ろうとせず，会話ができなくなる．開眼しているが，問いかけには答えない．手足を動かすように指示しても従わない状態が3分以上続くため，往診の依頼があった．
理学所見	血圧154/98mmhg，心拍数100回/分，体温37.5℃，SaO_2 99%，血糖値128mg/dL．1カ月前に検査した心電図では心房細動などの異常所見なし．

診断	肺炎． 医師が到着するまでの間に悪寒がみられて，体温が39℃にまで上がった．クーリングしたところ，意識は回復してほぼ元通りの応答がみられるようになった．
考察	超高齢者の場合，「身体が熱い」とか「熱がありそうだ」とは訴えないことが多い．また，痛み止めとして抗炎症剤を常用していることもあるため，熱や炎症が隠される可能性がある．また，高齢者が発熱すると転倒のリスクが高まる．転倒したところを発見されて，高熱があったという例も多い．「高齢者はもともと体表温度が低いため，身体に触れた時の感覚で熱があるかどうかわかる」「体温があっても汗をかかない」とは介護士さんの助言である．憶えておくべき知識である．

6 パーキンソン病

順天堂大学医学部附属順天堂越谷病院 神経内科　**頼高朝子** 准教授

ポイント

☑ 振戦，固縮，無動，姿勢反射障害の4つの運動症状以外，非運動症状もADLを障害する．

- 非運動症状には睡眠障害，痛み，腰曲がり，ドパミン調節異常症候群，発汗過多，起立性低血圧，幻覚，妄想などがある
- 日内変動への対応が必要である
- 併発する下腿浮腫は薬剤性の場合もある

　訪問診療の対象者にはパーキンソン病の高齢者が少なくありません．そこで，パーキンソン病の権威である順天堂大学医学部附属順天堂越谷病院准教授の頼高朝子先生に特別に寄稿してもらうことにしました．いっしょに勉強しましょう．

　(頼高先生) パーキンソン病（Parkinson disease：PD）の治療は多くの薬剤の登場により，10年を超えて20年に及ぶactivity of daily living（ADL）の維持を目標にするようになった．PDは運動のみを障害する疾患ではなく，便秘やレム睡眠行動異常症，うつや痛みなどの非運動症状も初期または経過中に出現することが知られるようになった．各合併症とその出現時期，頻度を **Chart 3-16** に示す．訪問診療においては初期よりは進行期の患者に携わり，振戦，固縮，無動，姿勢反射障害の4つの運動症状以外に非運動症状もADLを障害するため，これも解説する．

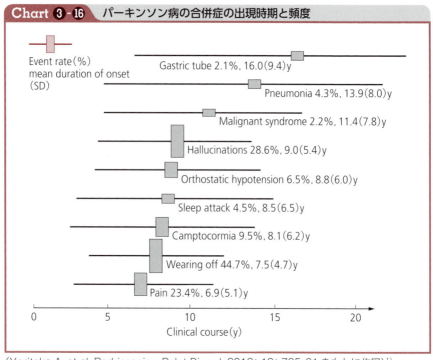

Chart 3-16 パーキンソン病の合併症の出現時期と頻度

(Yoritaka A, et al. Parkinsonism Relat Disord. 2013; 19: 725-31 をもとに作図)[1]

パーキンソン病の非運動障害とその対応

(i) 睡眠障害

　日中の過眠，夜間の不眠などの睡眠障害は極めて高い頻度で出現する．これらの原因として，むずむず足症候群等の入眠の障害と夜間頻尿，無動による寝返り困難，レム睡眠行動障害（REM sleep behavior disorder: RBD）などによる断眠があげられる．むずむず足症候群の治療薬の眠前投与，過活動性膀胱の治療，利尿作用のある飲料の夜間の制限，ドパミンアゴニスト徐放剤・貼付剤による夜間のオフの治療を行う．RBDは，その患者が数年後にPDや多系統萎縮症を発症したことで注目されている．また，PDの40〜50％に併発する認知機能低下の危険因子である．RBDはレム睡眠期に悪夢を伴い，大声をあげたり，体動が著しくなる睡眠障害である．昼間の眠気につながり，患者やベッドパートナーのけがのもとになる．クロナゼパムで治療を行う．これらの睡眠障害を改善させる

ことは日中の運動症状の改善につながる．

(ⅱ) 痛み

　PDの初期から20〜80％の患者に痛みが伴うとされている．PDに伴う痛みは筋や関節の拘縮といった筋骨格系の痛みと中枢性疼痛があり，中枢性疼痛は大脳基底核ドパミンシステムの障害が関与していると考えられている．薬効の切れるオフ時の痛みや"early morning dystonia"は，ドパミンの欠乏により生じ，レボドパ投与にて軽快することから下行疼痛抑制経路への影響が示唆されている．PD患者では，熱による痛みの閾値が有意に低下していて，痛みを訴えているPD患者では特に閾値が低いことが報告されている．その痛みの閾値の低下は，レボドパの投与やそのほかのPDの治療により改善される[2]．一方，ドパミンアゴニストにより腰曲がり（後述）や首下がりと同時に疼痛が生じることがあり，痛みの背景は単純ではない．ドパミンの増量，プレガバリン（例：リリカ®）あるいはトラマドール/アセトアミノフェン（例：トラムセット®）の内服を行うが難治性であることもある．

(ⅲ) 腰曲がり（camptocormia）

　腰曲がりは立位や歩行を負荷すると腰が前屈するも，臥位にて消失する姿勢異常である．腰部の痛みを伴うこともある．体幹筋の筋緊張の亢進（ジストニア）や筋障害によるとされるが，原因は不明である．ピサ（Pisa）徴候は側方向への体幹の側屈である．初期から生じることもあるが進行期に起こり，歩行のみでなく，胃を圧迫するなどの影響を及ぼす．非麦角系アゴニストにより増悪することもあり，減量，中止してみる．レボドパの増量で効果を認めることもあるが，効果を認めないことのほうが多い．脳深部電気刺激療法やリドカイン（例：キロカイン®）局注とリハビリが効果をもたらすこともある．

(ⅳ) ドパミン調節異常症候群（dopamine dysregulation syndrome：DDS）

　通常必要とされる用量を超えて抗PD薬，特にレボドパを服用してしまう脅迫的な薬物使用を指し，病的賭博，病的買い物，性行動亢進，摂食障害（過食）を伴うこともある．DDSのある患者では反復常同行動（punding）という同じ行動を何時間も続けてしまう異常行動を伴っていることがある．ガーデニングやタンスの整理や電気製品の分解など様々なものがあり，患者・家族はPDに関連があるとは気づかないことも多い．なお，反復常同行動は必ずしもDDSを伴っているわけではない．若年，未婚，喫煙などがリスクである．レボドパとドパミンアゴニストの併用で多く，ドパミンアゴニスト単独でも稀に生じる．ドパミンア

ゴニストの減量，中止で改善されることが多い．

(ⅴ) 発汗過多
　一部発汗障害を伴っているために代償性に発汗過多になっていることがある．

(ⅵ) 起立性低血圧（orthostatic hypotension）
　フワフワするなどの訴えであったり，意識消失に至ることもあり，臥位または座位から立位への血圧変動を観察する．座位時，立位時は弾性ストッキングを装着し，降圧剤の中止，アメジニウム（例：リズミック®），ミドドリン（例：メトリジン®）などの昇圧剤を追加するが，臥位高血圧に注意を要する．

(ⅶ) 幻覚（hallucination），妄想
　PDにおける幻視は，子供が見える，知人が見えるなど恐怖感を伴わず生活に支障がない場合は経過観察とすることもあるが，恐怖感を伴い生活に支障をきたす場合は，直前に加えた抗PD薬を中止する．そのような薬剤がない場合は，抗コリン剤，アマンタジン，セレギリンを中止する．これらの薬剤中止によるパーキンソン症状の悪化に対してはレボドパを増量する．我々の施設の調査では，幻覚のある群はない群に比して120〜200mgレボドパ製剤の量が多く，よりレボドパ中心の治療をしていた[1]．

　激しい幻覚妄想を生じた場合は，糖尿病がなければクエチアピン（例：セロクエル®）を少量から開始する．錐体外路症状を生じさせずに抗精神作用を期待できる．抗コリンエステラーゼ阻害剤はPDに保険適応はないが，ドネペジル（例：アリセプト®）のみレビー小体型認知症に保険収載があり，リバスチグミン（例：イクセロンパッチ®），ガランタミン（例：レミニール®）も二重盲検試験で有意差をもって効果を認めている．メマンチン（例：メマリー®）はPDに対して保険適応はないが，有意差を認め，かつPDの症状は悪化させていない．また，必ずしも常用量でなくとも少量で効果を認めることがある．抑肝散は認知症の周辺症状に効果があるとされているが，PDおよび認知症を伴うPD（PDD）の周辺症状に対しても，オープン試験でNeuropsychiatric Inventoryの評価で有意差をもって改善させた（保険適応なし）[3]．

パーキンソン病の日内変動への対応

　抗PD薬の効果が良好で1日中コントロールが良好な時期であるハネムーン期を過ぎると以下のような運動症状合併症が生じてくる．
- ウェアリングオフ（wearing off）：抗PD薬，特にレボドパの効果持続時間が

短縮し薬物濃度の変動とともに PD 症状が変動する現象である．
- オンオフ（on off）：スイッチが切れたり入ったりするように薬剤の内服時間に関係なく症状が変動する．
- ノーオン（no on），ディレイドオン（delayed on）：抗 PD 薬を内服しても効果が現れない，または効果発現まで時間を要する現象で抗 PD 薬の吸収が障害されているために生じる．
- ジスキネジア（dyskinesia）：抗 PD 薬が効いているときに出現する不随意運動を peak-dose dyskinesia または levodopa induced dyskinesia といい，ドパミン終末の変性によりドパミン保持能力が低下したことによる．レボドパの血中濃度の上昇と下降期に出現するのが diphasic dyskinesia である．軽微なときは問題ないが，日常生活の障害となる disabling dyskinesia になると治療の対象となる．

ウェアリングオフの対応は，ドパミンアゴニストの増量か，レボドパの頻回分服を行う．ジスキネジアがない場合はエンタカポン（例：コムタン®）をレボドパ内服にあわせて内服，またはセレギリン（例：エフピー®），ゾニサミド（例：トレリーフ®）を追加する．ゾニサミドは幻覚や認知症でドパミンアゴニストやセレギリンが用いられない患者やジスキネジアでエンタカポンが用いられない患者にも有用である．治療効果は早期かまたは 2～3 カ月後から出現してくる．ジスキネジアがある場合はレボドパ 1 回量を減らして上記薬剤を追加する．イストラデフィリン（例：ノウリアスト®）はドパミン系療法と異なるアデノシン A_{2A} 受容体に対する選択的拮抗薬で 20mg または 40mg の 1 回投与でオフ時間の短縮に効果を得られウェアリングオフの治療に有用である．

アポモルヒネ（例：アポカイン®）はオフ時にレスキュー的に用いるドパミンアゴニストの自己皮下注射薬で注射後速やかに効果が発現する．作用時間は 1 時間で，内服薬の効果発現までのつなぎの効果を期待する．就業中の患者や外出機会の多い患者，または進行して嚥下が困難な患者の抗パーキンソン病薬内服前に勧められる．

生活を障害するジスキネジアは，1 回分のレボドパ量を減らし，セレギリンやエンタカポンを減量中止する．アマンタジン（例：シンメトレル®）200～300mg の比較的大量内服で抑制されるが，進行期の患者では幻視などの症状の出現に注意を要し，腎機能障害のある患者では中毒による不随意運動を生じやすいので量の調整を要する．薬物治療で効果が得られない場合，認知症がなければ

脳深部電気刺激療法を考慮する.

　生理的なドパミン分泌は常に一定ではないが，薬物療法によるドパミン神経の受容体への刺激を間歇的ではなく持続的に行うことで運動合併症を予防できるのではないかという continuous dopamine stimulation（CDS）の概念のもとに continuous dopamine delivery（CDD）を勧めている．非麦角形アゴニスト徐放剤や貼付剤〔ロチゴチン（例：ニュープロパッチ®）〕は1日1回の投与でCDSおよびCDDの観点からも持続的効果が期待できる．ただし，すでに認知機能障害や幻視のある患者では精神症状を悪化させる可能性がある．胃瘻チューブより空腸投与用レボドパ/カルビドパ配合剤腸注剤を持続的に注入する治療法は，ウェアリングオフのオフ時間の減少とジスキネジアのないオン時間の延長が期待できるが，導入には施設要件を満たす必要がある[4]．

　ノーオンやディレイドオンの治療は消化管からの吸収遅延が原因であるため，食前の内服や，胃薬，消化管運動促進剤を併用する．他にレボドパ懸濁液として内服して，朝食，昼食は蛋白質を避けた食事にする．便秘の改善や腸内細菌の正常化，ピロリ菌の除菌は，ウェアリングオフ症状の改善につながる．

パーキンソン病に合併する下肢の浮腫

　PDの下肢の浮腫の頻度は明らかではない．原因として寡動に伴う循環不全に伴う浮腫，薬剤に伴う浮腫がある．前者は，寡動により血液を心臓に戻すポンプの働きが低下して，血液中の水分が停滞することによる．座位が多い患者の場合は，連日の足指，下肢の運動，夜間の下肢の挙上で改善がある．寡動により長時間血液が下肢に留まり血栓を生じるために起こる下肢静脈血栓症には，ヘパリンやアピキサバン（例：エリキュース®），リバーロキサバン（例：イグザレルト®），エドキサバン（例：リクシアナ®）などの抗凝固療法を行う．低アルブミン血症や腎機能，心不全などによる下腿浮腫との鑑別が必要である．なお，下肢静脈血栓症では，利尿剤の安易な投与は避けるべきである．

　薬剤に伴う浮腫に関してCALM-PD試験ではプラミペキソール（例：ビ・シフロール®，ミラペックスLA®）による下肢の浮腫は，内服開始1年後から頻度が増加していた[5]．非麦角系ドパミンアゴニストの中止により速やかに消失する．なお，麦角系のアゴニストによる後腹線維腫症は，早期の中止で改善するが，遅れると回復は難しい．

❻パーキンソン病

 パーキンソン病の多彩な症状と治療法を学ぶことができました．頼高先生ありがとうございました．

【文献】

1) Yoritaka A, Shimo Y, Takanashi M, et al. Motor and non-motor symptoms of 1453 patients with Parkinson's disease: prevalence and risks. Parkinsonism Relat Disord. 2013; 19: 725-31.
2) Djaldetti R, Shifrin A, Rogowski Z, et al. Quantitative measurement of pain sensation in patients with Parkinson disease. Neurology. 2004; 62: 2171-5.
3) Kawanabe T, Yoritaka A, Shimura H, et al. Successful treatment with Yokukansan for behavioral and psychological symptoms of Parkinsonian dementia. Prog Neuropsychopharmacol Biol Psychiatry. 2010; 17: 284-7.
4) Stocchi F, Vacca L, Ruggieri S, et al. Intermittent vs continuous levodopa administration in patients with advanced Parkinson disease: a clinical and pharmacokinetic study. Arch Neurol. 2005; 62: 905-11.
5) Kevin BM, Holloway RG Jr, McDermott MP, et al. Risk factors for somnolence, edema, and hallucinations in early Parkinson disease. Neurology. 2007; 69: 187-95.

7 下腿潰瘍

ポイント

☑ 車いす生活の高齢者に認められ,難治性である.もとは静脈瘤と推定される.

- 原因:下肢の筋によるポンプ作用が働かなくなる状態で静脈圧の亢進する車いす生活を営むこと
- 慢性の静脈還流不全で線維化・色素沈着が進行して表在静脈が見えなくなる
- トラフェルミン遺伝子組換え製剤(例:フィブラスト®スプレー)が有効である

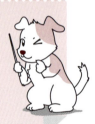

背景・頻度

寝たきりの状態が長く続くと褥瘡(p.174,第4部❼「褥瘡処置」参照)が発生することはよく知られている.一方,寝たきりではなく昼間は起きて座っている高齢者に,難治性の下腿潰瘍が頻発する.自宅療養中の高齢者は皮膚科を受診する機会が少なく,この疾患は訪問診療で対応しなければならない,したがって,病態と治療法について知っておく必要がある.

自験例165人の1年間の観察期間中,7人に下肢に潰瘍が認められた(**Chart 3-17**).このうち,糖尿病が原因と考えられるのが1人,足の褥瘡が1人,関節リウマチに伴った指の潰瘍が1人で,残り4人は原因不明の難治性下肢潰瘍であった.**Chart 3-18** に典型的な例を図示した.

病因

群馬大学の田村によると,「老化や疾病の発生などにより運動機能が低下し,下肢の筋によるポンプ作用が働かなくなる状態で静脈圧の亢進する車いす生活を営むこと」が下腿潰瘍発生の一因になるという.「初期には潰瘍周辺に静脈瘤を

❼ 下腿潰瘍

Chart ❸-17　下肢潰瘍とその原因（自験例）

自験例165人の1年間の観察期間中，10人に症状あり．原因不明の4例には糖尿病も血栓もない．共通しているのは，認知症，超高齢と完治していない点である．

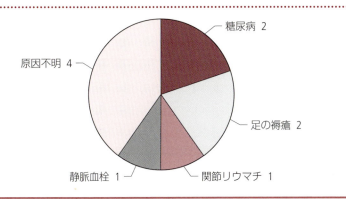

Chart ❸-18　下腿潰瘍の好発部位と所見

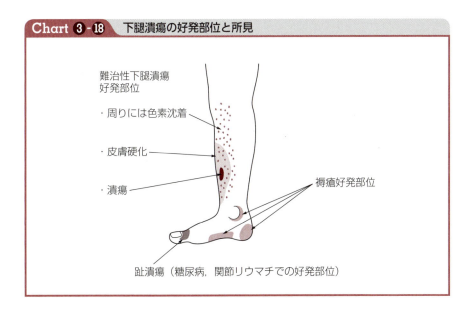

確認できるが，慢性に静脈還流不全が経過すると線維化が進行して，皮膚・皮下脂肪織が硬化してくるため，表在静脈が認識しにくくなる」という[1]．もとは静脈瘤であるが，皮膚硬化のためにすでに静脈瘤が見えなくなって，潰瘍だけが目

立つというのが，高齢者の下肢潰瘍の病態である．実際に下腿浮腫や静脈血栓症がある患者は高齢，女性，パーキンソン病の患者に多い．これらは経過とともに下肢潰瘍に進展していく可能性がある．

治療

潰瘍そのものはゲンタマイシン軟膏などで二次感染を予防しながら，ガーゼあるいはフィルムを用いて患部を保護する．潰瘍周辺に痛み，熱感，発赤を伴う場合は，抗菌剤と抗炎症剤の内服を短期間行う場合もあるが，局所の潰瘍を治すための治療にはならない．なお，炎症の強い期間中は下肢のマッサージを行わないほうがよいとされている．先の論文のように慢性化すれば静脈瘤が見えないため静脈のストリッピングや塞栓などは高齢者には難しい．難治性の場合には，皮膚の再生能力が低下していると判断して，トラフェルミン遺伝子組換え製剤（例：フィブラスト®スプレー）を用いる．本剤は優れた効果を示すが，コストが高いのが欠点である．うっ血，うっ滞がある場合には，潰瘍に進展しないように，弾性ストッキングの使用や下肢マッサージ（医療保険で訪問マッサージが受けられる）が勧められているが，潰瘍が完治していない段階では，痛みのため実施できない．

通常，直径2〜3cmの潰瘍の場合，フィブラスト®スプレー500は2週間で使い切ることになります．薬価は11,008円です．

【文献】
1) 田村敦志．潰瘍　下肢潰瘍　やさしい皮膚病診療ガイド．治療．2010; 92: 2207-9.

8 帯状疱疹

ポイント
☑ **高齢者は遷延しやすい．抗ウイルス剤投与を（迷わず）行う．**

- 3日目までに内服開始すると効果が高い
- 第Ⅴ脳神経第1枝の場合は眼科医師と相談しながら治療する
- 高齢者は「かゆみ」のためにせん妄を呈する場合がある

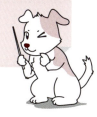

背景・頻度

　帯状疱疹は日本人の6〜7人に1人は罹患するとされ，その好発年齢は50〜70歳代といわれている[1]．自験例165人中半年間では3人が帯状疱疹を発症した．これは先ほどの頻度推測よりかなり多い．自験例は3例とも75歳以上であることから，好発年齢は高齢化している可能性がある．帯状疱疹は免疫反応に依存した再発であることから，後に述べるように高齢者では重症例が多く注意を要する．好発部位は側胸部であるが，第Ⅴ脳神経（三叉神経）第1枝の支配領域つまり眼，鼻の周りの発症も2例認められた．この部位の帯状疱疹では眼科医と連携して治療することを原則とする．

病因・病態（Chart 3-19）

　帯状疱疹は水痘帯状疱疹ウイルスが再活性化して，片側の末梢神経支配領域の皮膚に発疹と痛みを呈するものである．（外来の自験例も含めると）高齢者に特徴的なのは，皮膚症状の出る範囲が若年者で認められる範囲よりも広く，紅色丘疹，水疱，血疱が混在している例が多いことである．これには免疫能の低下に加えて，初診が遅くなっていることが関係しているかもしれない．また，高齢化に伴い，（病歴聴取によれば）5〜10年以内で2回目である患者が多い．既往歴にラムゼイ・ハント症候群や口角の麻痺を持つ患者さんもいて，超高齢（85歳以上）になっても消えない後遺症に悩まされている．なお，悪性腫瘍を合併してい

> **Chart ③-19 帯状疱疹の典型的な経過と治療**
>
> - 3 日　　小水疱が集合状，次に帯状に出現
>   ↓　　　この段階までに抗ウイルス剤の開始が望ましい
> - 1 週間　水疱が膿疱と血疱になり破れる
>   ↓　　　この段階までは保護と二次感染に配慮する
> - 3 週間　色素沈着を残して改善
>   ↓
> - それ以降半年間　帯状疱疹後痛が出る場合がある．
>   　　　　　　　痛みあればリリカ®（例）の投与を考慮．

た患者さんは 1 例であった．帯状疱疹後痛は 1 例に認められた．これらは**高齢者の帯状疱疹は，加齢に伴う免疫能の低下により重症化しやすい**ことを示している．

治療

抗ウイルス剤〔バラシクロビル塩酸塩錠（例：バルトレックス®かファムビル®）〕内服による治療が原則である．筆者は 85 歳以上の患者さんには成人の半量（例：バルトレックス® 500mg 3 錠分 3)）を 5 日間投与している（通常は 6 錠飲むのでその場合は小さい粒のファムビル®が飲みやすい）．減量している理由は，ウイルス感染では白血球減少が認められることが多いからである．高齢者では，かゆみや痛みのために睡眠が十分にとれず，不穏，夜間せん妄の症状が出ることがあり，抗ウイルス剤に加えて NSAIDs なども処方する．

皮膚病変部は，保護作用のある薬剤とガーゼなどの保護でよいとされているが，外用剤に NSIADs が含まれたスタデルム®軟膏を併用するとよい．三叉神経支配領域や顔面に水疱がある場合には，指で触って角膜炎になる可能性もあるため，抗ウイルス眼軟膏を処方する．ちなみに介護者が同部位から感染した例は経験していないが，在宅療養中の場合には小児や妊婦など同居者への予防指示が必要である．

抗ウイルス眼軟膏は眼症状用ですが，顔面の帯状疱疹では高齢者では眼をこすることも多いので，やむを得ず眼軟膏を処方することになります．

9 廃用症候群

ポイント

☑ **身体を使わない：disuse という状態から生じる二次的な病態である．**

- 筋肉では筋萎縮
- 骨では骨粗鬆症など
- 呼吸機能では胸水など
- 循環器系では起立性低血圧など
- 早く離床してリハビリテーションを始めることが有効である

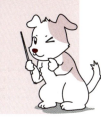

定義

　老人ホームでは多くの入居者の方が車いすを使用している．一般に加齢とともに筋力は徐々に低下するが，高齢者では肺炎や大腿骨近位部骨折の入院の後に一気に悪化して動けなくなることがある．肺炎・骨折の治療はうまくいっても，安静臥床が長いと「身体を使わない：disuse」という状態になり，それが原因となって，二次的な障害が，筋肉では筋萎縮，骨では骨粗鬆症など，呼吸機能では胸水など，循環器系では起立性低血圧などと（骨折した部位だけではなく）全身に機能低下が及ぶ．このような二次的な病態を「廃用症候群」と呼ぶ[1]．廃用症候群は保険病名として先行して広まったため，誤解されている傾向がある．**廃用症候群とは「寝たきり症候群」ではなくて，体を使わないことから生じる二次的な病態であることを理解すべきである**．宇宙ステーションに長期滞在すると廃用性筋萎縮や骨粗鬆症が起こることがわかったが，地上では長く臥床することにより同じことが起きていたものを単に加齢現象と考えていたのである（**Chart 3-20**）．

原因

　栃木リハビリテーションセンターの船越らは，「一般病床から退院した廃用症

Ch.2 訪問診療で診る10大疾患・病態: 各論

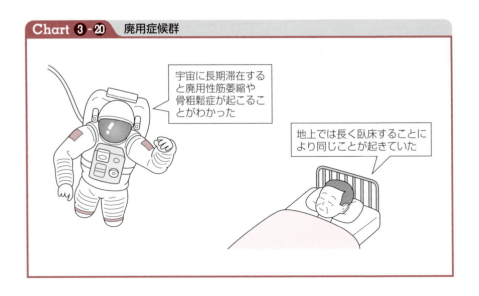

Chart 3-20 廃用症候群

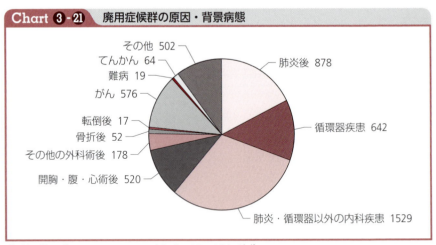

Chart 3-21 廃用症候群の原因・背景病態

(船越政範, 他. J Clin Rehabil. 2016; 25: 622-6)[1]

候群の多施設実態調査」を行った．その中で，廃用症候群の原因は，肺炎後，循環器疾患，それ以外の内科疾患，外科術後など，多岐にわたることを示している[1]（**Chart 3-21**）．その中で「骨折後」や「外科手術後」は，肺炎を原因とする患者の平均年齢81.7±11.1歳よりも73.1±18.8歳と若いことを示している．

Chart 3-22　廃用症候群に対する訪問診療医の役割

回復期リハビリテーション病院の入院期間には，実質的な期限がある．

入院中
↓
家・老人ホーム

- 訪問診療での骨粗鬆症の治療
- 通所リハビリテーションの勧め
- 訪問リハビリテーションの指示

これは，大腿骨近位部骨折後に廃用性症候群になりやすいという，我々の経験事例に一致している．

予防・治療

廃用症候群にならないためにはできるだけ早く離床して，リハビリテーションを始めることが有効である．現在，手術後のリハビリテーションは手術を行った病院かリハビリテーション病院に（2カ月以内に）転院して，早期からきちんと行われている．問題はリハビリテーション病院の実質的な入院可能期間が脳血管疾患などでは 150 日，大腿骨骨折などでは 90 日，外科手術または肺炎による廃用症候群なども 90 日とされていることである．その後は訪問リハビリテーションか通所リハビリテーションを受けることになる（**Chart 3-22**）．その際にはリハ計画を立てるための情報提供は医師の役割は重要である．なお，介護保険で使えるサービスには金額的な上限が設けてある．

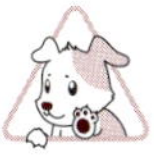

> 廃用症候群とは，完成してしまった疾患ではなく，保険病名としても認めて，早期のリハビリ介入を行い，ADL の低下を防ごうとする日本独特のものです．一方，回復期リハビリテーション病院での充実したリハビリテーションには実質的な期限があります．このことを，多くの患者は残念に思っているようです．

【文献】

1) 船越政範，徳永能治，井手 睦，他．一般病床から退院した廃用症候群の多施設実態調査．J Clin Rehabil. 2016; 25: 622-6.

10 介護完璧症候群（私案）

ポイント

☑ **完璧な介護を実行し，強要する家族介護者：結果としてうつになる可能性がある．**

- 体温から検査値まで，患者さんの身体的状態に過敏である
- 患者さんに過保護あるいは過剰な介護をする
- 自分を含めた介護者（他の家族や介護士スタッフ等）に厳しく対応し，完璧な介護を強要する

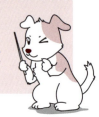

頻度・背景

　ある寝たきりの90歳の患者さんの「あせも」を診てほしいと言われて診察した時，ご家族があまりにも完璧な介護をしていることに驚いたことがある．その後，別なご家族が過剰なまでの介護をしているのを見て，「介護完璧症候群」が存在することに気づいた．これは患者さんの病ではなく，介護しているご家族の状態を示した言葉であり，正式な症候群ではない．あくまで私案である．在宅（あるいは住宅型老人ホーム）で介護を完璧にすることに執着する家族介護者の状態を表した言葉として提案したい．いわゆる，クレーマーやモンスターファミリーとは異なる．燃え尽き症候群，あるいは，患者さんが亡くなった場合に「うつ」になる可能性があることから，結果として「介護うつ病」と同列の症候群になると思われる．

　例を示すことで，概念を理解していただきたい．

［例1］

　脳出血で高次脳機能障害があり，寝たきりで経管栄養中の90歳の母親を看病するご家族である．自らも60歳代後半となり白髪もそのままに粧いは質素で，自分のすべてを母親の看病に捧げている．そんな生活が2年になり，疲れ果てている．しかし，患者さんの体温が1℃でも上がると敏感に反応して医師に報告．

皮膚にごく小さな発赤が出ただけで心配する．夏でも患者さんにはたくさんの服を着せて，冬には体温が下がらないようにと部屋を過剰に加温・加湿．内服するすべての薬の副作用を調べ上げ，細心の注意を払う．自らが献身的に介護するのと同じレベルを医療スタッフにも求める．病態が悪くなるのは（あるいは病気自身が）自分のせいではないかと責め，また，病が重くなることを受け入れられない．患者さんが亡くなった後はうつ状態になった．

[例2]
　軽い糖尿病を持つ脳出血後遺症の患者さんに過剰な食事制限をする．毎週，血糖値が下がったかどうかを聞いてくる．患者さんの検査値が正常域をほんの少しでも超えると心配するが，自分の血液検査値や体調は悪くなっても無視する．我々からすると，高次脳機能障害があるのだから，あまり厳しく糖尿病の治療をしなくてもよいように思われるが，完璧を期する気持ちが強い．

定義（私案）

　「介護完璧症候群」の状態をまとめると以下のようである．
①体温から検査値まで，患者さんの身体的状態に過敏である．
②患者さんに過保護あるいは過剰な介護をする．
③自分を含めた介護者（他の家族や介護士スタッフ等）に厳しく対応し，完璧な

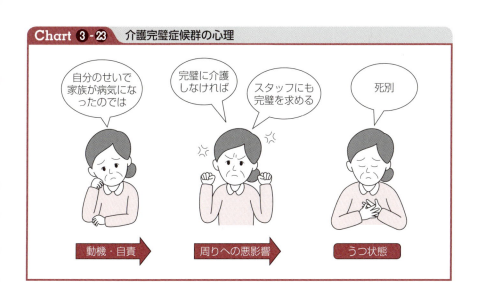

Chart 3-23　介護完璧症候群の心理

介護を強要する．

　これらの「何が悪いのか」，「患者さん本人にとってはむしろ良いことではないか」と思われるかもしれない．しかし，このような状態を長期間続けていくと，医療従事者や介護士との関係が悪化し，ご家族は孤立して，さらに燃え尽き症候群やうつ病になってしまう．懸命に介護しても誰も評価してくれない，病気も治らないなかで，追いつめられていく可能性がある（**Chart 3-23**）．

治療

　医師側から労をねぎらい，休息をとっていただくことで改善が期待できる．検査値の説明では良くなったものは褒めて，基準値を外れたものがあっても病状悪化に関係ないものであれば，気にしないようにアドバイスする．体温や血圧も日内変動があるものは，神経質になるので，説明しない．一方，患者さんの病態が悪くなった場合には，早めに正確に説明する．もしも，ご家族に「うつ症状」が認められた場合には，医療機関受診を勧める（自らの訪問診療所ではないほうがよい）．

　本症候群にかかわらず，介護している方を褒めることは大切である．それによって，ご家族は少し重荷を下ろせるからである．

第4部

訪問診療で必要な10の知識と手技

❶高齢者とのコミュニケーション
❷リハビリテーション
❸胃瘻の管理
❹在宅酸素・人工呼吸療法
❺膀胱カテーテル留置・交換
❻人工肛門の管理
❼褥瘡処置
❽緩和ケアとPCA
❾看取り
❿主治医意見書

1 高齢者とのコミュニケーション

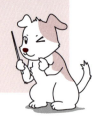

ポイント

- 翻訳者としての家族の存在が重要
- わかりやすい言葉,例で説明すること
- 繰り返し質問されたら,根気よく繰り返し答える
- 訪問診療では病気以外のことも話してよい

　（医師）訪問診療の対象である高齢の方をどのような目でみていますか？

　（若手医師）正直に言って「病気を抱える高齢者」です.

　「病気を抱える高齢者＝若ければ治せたのに」と思っていては,高齢患者さんとの間に壁を作っているようなものですね.どんなに高齢であっても病気を治して元気になりたいと思っている人がほとんどですよ.しかし,加齢変化を認めようとしない高齢者が多いのも事実です.私は訪問診療中の高齢患者さんを「病気と加齢による衰えの2つの病態を持つ方」と捉えています.治る病気は最新の治療法や薬剤を使って治す.一方,加齢変化の部分はよくコミュニケーションをとって理解していただくという診療を心がけています.そうしないと,すべて「歳だからしょうがない」という言葉で片付ける医師になってしまいます.この章では高齢患者さんとのコミュニケーションについてお話したいと思います.

　お年寄りとのコミュニケーションは難しいので,教えていただけるとありがたいです.

　高齢患者さんとコミュニケーションをとる際のポイントを列挙してみます.高齢の患者さんの中には,認知症,難聴あるいは,発音が不明瞭など,会話がスムースではない方が少なくありません.そのような患者さんとのコミュニケーションを成り立たせるためには,ご家族も同席のうえで診察

❶ 高齢者とのコミュニケーション

するほうが賢明です．

　まず，①「翻訳者としての家族の存在が重要です」．訴えが以前から同じなのか，変わりがあるのかについてもご家族はよくご存知です．さらに，「寝たきりや高度の認知症の方の治療方針は，ご家族の意思に委ねられている」と考えるのが妥当です．この点からも高齢者の訪問診療では，ご家族とのコミュニケーションは重要であるといえます．ただし，診察する時はあくまでもご家族ではなく，ご本人の方を向いていてください．また，ご家族と内緒話をすることは避けてください．ご本人が「無視されている」あるいは「不治の病だ」と誤解されることがあります．

　次に，②「わかりやすい言葉や例で説明すること」です．「COPD」などの難しい医学用語を避けることは当然です．高齢者にはわかりやすい言葉に置き換えて説明しましょう．例えば「イレウス」は，ご理解いただけませんが「腸閉塞」は高齢者に通じます．「誤嚥性肺炎」「間質性肺炎」は「肺炎」と説明すればよいでしょう．逆に，高齢の方は「老人性乾皮症」のような「老人」という言葉を含んでいる病名を嫌う傾向にあります．「老い」を認めたくないという気持ちもわかってください．

　高齢者の診察では，繰り返し訴えられて，繰り返し質問されるために時間がかかることが多いものです．それでも根気よく繰り返し答えるのが，最良の方法です．繰り返し表現に効果があることを我々は日常生活でよく体感しています．例えば，落語ではストーリーの中で同じ会話が繰り返されて頭の中に記憶が残り，それを利用して「落ち」につなげるという題目がたくさんあります．ジャズではメインのメロディーが演奏されて，次にそれにアドリブを付けて繰り返して最後にもとのメロディーがもう一度演奏されることで印象に残る名演奏となっているものがたくさんあります．③「繰り返し質問されたら，根気よく繰り返し答える」ことで理解が得られると信じてください．

高齢者診療でのコミュニケーションの重要性（Chart 4-1）

　加齢変化による身体の変化はゆっくりと進むため，多くの高齢者はその変化に気がついていないといわれています．どうやって話を進めたらよいのでしょうか？

Chart 4-1　高齢者診療でのコミュニケーションの重要性

コミュニケーションによって患者さんの状態を改善することも治療のひとつ．
一般的な医療技術とともに，コミュニケーション能力も重要．

高齢であっても病気は治る　　＋　　老化は受け入れてもらう

　「加齢変化＝衰え」を理解していただくための説明は難しいですね．「歳とともに悪くなるものです」と言ったら「気」を悪くして診察させてもらえません．発想を転換してこんな表現はどうでしょうか．「赤ちゃんから大人になる過程でできるようになったことが，今は逆に少しずつできなくなっている」という説明です．

　なるほど．その説明は認知症の患者さんのご家族にも使えますね．

　混んでいる外来診療では，患者さんとの会話は短くせざるを得ません．一方，一人ひとりに時間が確保されている訪問診療では「病気以外のことも話してよい」と思います．季節の話題，お孫さんのこと，ご本人が人生で一番輝いていた時のことなどを話題に会話をして，一度でも笑顔が得られれば，その日の訪問診療はうまくいったと思ってよいでしょう．

　（事務員）ところで，訪問診療では他人のご家庭で診察するというシステムですから，診察時の会話を録音されている可能性がありますので注意しましょう．常に録音・録画されていると思って行動すべきでしょう．ただし，訪問診療医が訴えられたとの事例は聞いたことがありません．

コラム⑧ 在宅療養患者さんの服薬数

　訪問診療を受けている患者さんが服用している薬の数は10種類以上になっている方が少なくありません．私自身の経験では18剤を内服している患者さんを診ました．過去に複数の診療科，複数の医療機関を受診していた場合，あるいは一般病院からリハビリテーション専門病院や療養病院に比較的短い期間で移られたため，処方が増えたことが原因と考えられます．順番として最後に患者さんを診る立場にある訪問診療医は，薬を整理しなければなりません．薬を減らすことは患者さんもご家族も国も望んでいることですから，やりがいのある作業です．

　減数・減量の手順としては，①重なっている薬効の薬剤を減らす．②合剤（例えば降圧剤と利尿剤など）があればそれを導入します．次に，③ご本人の習慣や希望で「流れで」内服している薬（ビタミン剤など）がないかどうかを確認します．長年飲んでいる薬をやめていただくには，ご本人とのコミュニケーションが大切です．外来診療では時間がないので患者さんが抵抗すると「do」処方になってしまいがちですが，訪問診療ではじっくりと話し合って，不要な薬は減らしましょう．

　次に，④処方された時（歳）には必須であった薬が，高齢が進んだ現在ではリスクを高めるだけで本当には必要でない薬になっていないかどうか検討することです．75歳時に心原性脳梗塞を起こしてリバーロキサバンが投与された女性患者さんが，その後は安定して経過して再発もなかったが，80歳になった時点で脳出血を起こしたという例があります．出血リスクが高まってゆく患者さんにリバーロキサバンが漫然と使用されている例があるようです．リバーロキサバンはワルファリンと比較して安全性が高いということで，急速に投与患者数が増えました．しかし，脳梗塞の患者さんを5年以上継続して同じ医師が診ることは難しく，リスクの再検討ができにくいのが現状ではないでしょうか．この点でも訪問診療医が薬の変更や減量を考慮する役目を担っていると思われます．ちなみに，最近の報告では，アピキサバン（エリキュース®）の方が高齢者にふさわしいといわれています．日本の在宅医療の利点は高い薬は禁止とか新しい薬は認めないなどの制限がないことですから，最新の医学情報を訪問診療に取り入れましょう．ただし，患者ファーストの精神を忘れずに．

2 リハビリテーション

ポイント

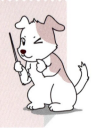

- リハビリテーションには理学療法，作業療法，言語療法がある
- リハビリ病院入院中のリハビリテーションには期限がある
- 退院後は通所リハビリ，デイサービス，訪問リハビリが受けられる
- 嚥下機能訓練の充実が求められている

　高齢の患者さんは多種類の薬を飲んでいますが，薬は患者さんの日常生活動作（activity of daily life：ADL）（p.148，コラム⑨『訪問診療でよく用いる言葉「ADL」』参照）を改善しません．食事をしたり着替えたりトイレに行ったりする能力を保持・改善するためには，リハビリテーションが必要です．訪問診療に関わる者はリハビリテーションの基本的な知識も必要です．

　リハビリテーションは体の機能回復の運動療法ですよね．現実問題として，訪問診療中の患者さんはどこでどのようにリハビリテーションを受けるのでしょうか？

　リハビリテーションは体の機能回復だけではありませんよ．医療保険上「リハビリテーション医療は，基本的動作能力の回復等を目的とする理学療法や応用的動作能力，社会的適応能力の回復等を目的とした作業療法，言語聴覚能力の回復等を目的とした言語聴覚療法等の治療法より構成され，いずれも実用的な日常生活における諸活動の実現を目的として行われるものである」と定義されています．リハビリテーションの大まかな分類を **Chart 4-2** に示します．理学療法は理学療法士（physical therapist：PT）が中心となって行う運動療法，物理療法であり，典型的なものは歩行訓練です．脳梗塞，脳出血後，関節痛，骨折術後などの患者さんが対象であり，よく知られている分野です．作業療法は作業療法士

Chart 4-2　リハビリテーションの分類と対象病態

分類	内容	対象となる病態
理学療法	運動療法，物理療法 by PT	脳梗塞，脳出血後，関節痛，骨折術後
作業療法	手作業，日常動作 by OT	脳梗塞，脳出血後，パーキンソン病，認知症
言語療法	言語療法，嚥下訓練 by ST	脳梗塞，脳出血後，高次脳機能障害

PT: physical therapist；理学療法士，OT: occupational therapist；作業療法士，
ST: speech therapist；言語聴覚士

(occupational therapist：OT) が手作業，日常動作の機能回復を指導するもので，脳梗塞，パーキンソン病，認知症などの患者さんが対象となります．言語療法は言語聴覚士 (speech therapist：ST) が言語療法と嚥下訓練の重要な2つの領域の改善を補助します．これは高次脳機能障害を受けた方が対象となります．嚥下訓練を必要としている患者さんはたくさんいますが，STが少なく（1997年から国家資格認定開始のため），実際には嚥下訓練を受けられないのが現実です．チャート以外に視能訓練や難病患者リハビリテーションなどがあります．

リハビリテーションの実質的な期間制限（Chart 4-3）

　現在，リハビリテーションで問題となっているのは，リハビリテーション病院に入院してリハビリテーションを受けられる期間が最長90～150日と制限があるということです．継続できないことはありませんが，病院の受け取る報酬額が極端に減るため，これ以上は延ばせません．これは国が保険制度を使って，実質的にリハビリテーション期間をコントロールしているものです．期限後は，通所リハビリを行うか，訪問リハビリのサービス（寝たきり等の場合）を受けるしかありません．
　さきほど質問にあった訪問診療中の患者さんのリハビリテーションですが，訪問診療を受けるのは退院後ですから，訪問リハビリか通所リハビリを受けるというのが答えになります．蛇足ですが，訪問リハビリも通所リハビリも訪問リハビリテーションあるいは通所リハビリテーションとは呼ばず，訪問リハビリあるいは通所リハビリで切るのが正式な名称です．

Chart 4-3　リハビリテーションの実質的な期間制限

回復期リハビリテーション診療報酬算定上限（厚生労働省）	
高次脳機能障害を伴った重症脳血管障害，重度の頸髄損傷および頭部外傷を含む多部位の外傷	2カ月以内に入院して，180日まで
脳血管疾患，脊髄損傷，頭部外傷，くも膜下出血シャント術後等の発症後もしくは手術後	2カ月以内に入院して，150日まで
大腿骨，骨盤，脊椎，股関節，膝関節の骨折，2肢以上の多発骨折の発症後，または手術後	2カ月以内に入院して，90日まで
外科手術または肺炎などの治療時後の廃用症候群，手術後または発症後	2カ月以内に入院して，90日まで
股関節または膝関節の置換術後の状態	1カ月以内に入院して，90日まで
大腿骨，骨盤，脊椎，股関節または膝関節の神経，筋または靱帯損傷後	1カ月以内に入院して，60日まで

　通所リハビリは別名デイケアと呼ばれていますが，これと類似する介護サービスにデイサービスがあります（正式名称「通所介護」）．しばしば混同されています．デイケア（通所リハビリ）は医師が管理していてリハビリテーションが充実していますが，デイサービスでも受けられるサービスはほとんど同じです．今後，デイサービスは小規模で地域の住民しか利用できないタイプの地域密着型の通所施設に再編されると思われます．

　さて，通所リハビリでの訓練の時間（単位）は限られています．同様に訪問リハビリも（家まで理学療法士などが来てくれますが），時間は短く，患者さんと家族の多くが物足りないと思っています．1日何時間も歩行訓練を受けようとしても単位数に限度があります．骨折後の機能回復であればリハビリテーション施設がある病院や診療所に通院してリハビリテーションを受ければよいのですが，脳血管障害の患者さんが通うのは難しいと思います．回復の可能性の高い患者さんであれば，医療施設にリハビリ施設を併設してある有料老人ホームに入居するのが理想的です．

❷ リハビリテーション

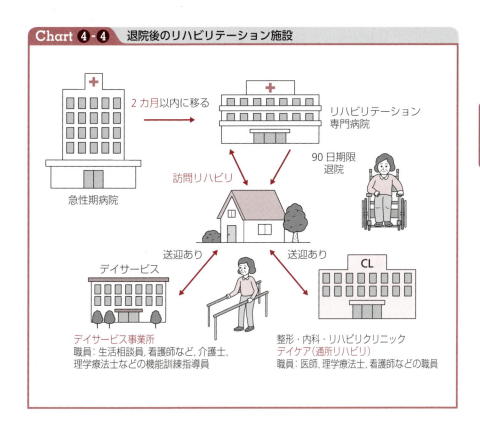

Chart 4-4　退院後のリハビリテーション施設

退院後のリハビリテーション施設

（犬）文章ではわかりにくいので，大腿骨近位部骨折の術後の患者さんを例にして，Chart 4-4 に示してみました．整形外科・内科クリニックを母体とした通所リハビリ施設では，嚥下機能訓練は難しくなっています．本文にもあるように機能訓練指導員が細分化していて ST が少ないのが一因です．最近では嚥下機能の検査・指導を訪問歯科診療として行う歯科医も増えていますので，そちらを併診するのもよいでしょう．

コラム⑨ 訪問診療でよく用いる言葉「ADL」

「ADL は自立」の意味わかりますか？「介助を受けず普通に生活しています」という意味ですが，介護分野でよく使われるこの ADL という単語，介護度の代名詞のような不思議な単語です．activities of daily living が本来の言葉ですから ADLs という複数形が正しいようです．日本語では日常生活動作と訳されています．ADL には基本的 ADL (basic activities of daily living: BADL) と手段的 ADL (instrumental activities of daily living: IADL) があります．介護の現場では基本的な日常動作ができるかどうかが重要なので BADL を ADL とほぼ同義語として使っています．したがって，BADL の意味だけ知っていればよいはずです．**BADL は子供の頃からできるようになった「自分自身のケア」のことです**．具体的には食事，トイレ，服を着る，髪を整える，風呂に入る，移動などです．ADL が「自分自身のケア」と和訳されていれば簡単であったと私は思っています．そうであれば「ADL 自立」の意味が「日常生活の自分のケアは自分でできています」という意味として，誰にでも平易に伝わっていたはずです．

当然，ADL の一部はできて一部はできないという高齢者がたくさんいらっしゃいます．したがって，ADL を評価する手段が必要で，訪問診療に携わるものはその評価法についても理解していなければなりません．それらには BI (Barthel index: バーセルインデックス，Barthel は人名) と FIM (functional independence measure: 機能的自立度評価法) の 2 つがあります．医療スタッフ間のやり取りでは FIM を用いることが最近は多いようです．詳細は **Chart 4-5** を参照してください[1]．18 項目あって 1〜7 点で評価しますので最低は 18 点で満点は 126 点になります（現在，修正 FIM も日本で検討されています）．自立度を測る FIM のイメージがわかない場合には，介護度との関連で理解するとよいかもしれません．要介護度 1 は 103.81±15.0 点，2 は 80.2±16.4 点．3 は 73.0±21.4 点．4 は 50.39±19.9 点．5 は 24.6±9.8 に相当するという報告があります[2]．

Chart 4-5　FIM

評価項目	評価内容	
セルフケア	食事	食事が用意された状態で，食物を口に運ぶのに適当な器具を使う．咀嚼し，嚥下するまでのことが含まれる．
	整容	口腔ケア，整髪，手洗い，洗顔，そしてひげそりまたは化粧が含まれる．
	清拭（入浴）	首から下（背中は含まない）を洗うこと．浴槽，シャワーまたは，清拭のいずれかを安全に行う．
	更衣・上半身	腰より上の更衣・および装着している場合には，義肢または装具の着脱も含む．入浴時の更衣は考慮しない．
	更衣・下半身	腰より下の更衣・および装着している場合には，義肢または装具の着脱も含む．入浴時の更衣は考慮しない．紙おむつは衣服の一種とみなし，扱いは装具と同様と考える．
	トイレ動作	陰部の清潔，およびトイレまたは差し込み便器使用の前後に衣類を整えることが含まれる．水を流すのは評価の範囲外である．
排泄コントロール	排尿コントロール	排尿の完全なコントロールおよびそれに必要な器具や薬剤の使用が含まれる．
	排便コントロール	排便や完全なコントロールおよびそれに必要な器具や薬剤の使用が含まれる．
移乗	ベッド・いす・車いす	ベッド，いす，車いすの間での移乗のすべての段階を含む．または歩行が移動の主要な手段である場合には起立動作を含む．起き上がりも忘れず評価する．
	トイレ	トイレの脇についたところから評価し，便器に移ることおよび便器から離れることを含む．
	浴槽・シャワー	浴槽またはシャワー室の出入り，アプローチも含む．浴槽内への出入り，浴槽内の立ち上がり，シャワーチェアの移乗のすべての動作を総合して評価する．
移動	歩行（車いす）	立位では歩行，座位では平地での車いす走行を含む．50m可能か，15m可能か
	階段	屋内の12〜14段の階段を安全に昇降する．
コミュニケーション	理解	「何を」理由／表出する能力を評価する．5点以下では基本的欲求，6,7点では複雑／抽象的な考えなどの質問を行う．また，5点以下では，配慮について評価する．
	表出	
社会的認知	社会的交流	他人にどの程度迷惑をかけるかを評価．社会への順応．
	問題解決	複雑な問題，日常の問題への反応で判断．適切に解決できるか評価する．
	記憶	他人の依頼や日常行うことを覚えていられるかを評価する．

【文献】
1) 兒玉賢剛, 小山 恵, 井村純子. 患者のADLを評価するための指標. ブレインナーシング. 2016; 32: 141-5.
2) 岡村秀人, 仲井宏史, 寺倉篤司, 他. 要介護度とFIMの関係について. 日農医誌. 2004; 53: 308.

3 胃瘻の管理

ポイント

- 適応：脳血管障害，認知症，神経筋疾患などで摂食できない，誤嚥する
- バンパータイプは半年交換，バルーンタイプは在宅医療向き1～2カ月交換
- 下痢の場合は量，時間，製剤を変える
- 経管栄養剤は多糖類と蛋白質の分解程度が異なる

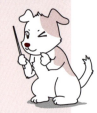

　　胃瘻の適応は，正常な消化管機能を有しているが，必要な栄養を自発的に摂取できない，4週間以上の生命予後を有する患者さんということになっています[1]．私は以前日本内視鏡学会専門医でもあったので，頼まれて胃瘻も作りました．合併症も少なく，経皮経管胆管ドレナージの内瘻化などと比較すれば簡単に作れるものでした．ただし，その頃から疑問に思っていたのは「胃瘻造設は予後改善に役立っているのだろうか」ということでした．医師以外の方からも「患者さんの尊厳やQOLを損なうのでは」との意見も出てきていましたので，胃瘻は増えないだろうと思っていました．しかし，鈴木らは，2010年の新規胃瘻造設件数は20万件，交換件数は60万件という民間のデータを報告しています[2]．胃瘻は「高齢者数の増加」と在宅でできる栄養管理のため「入院期間の短縮」に貢献することから，今後も増えると推測されます．QOLについては，鈴木らは「日常生活自立度IIの認知症患者に胃瘻が造設された場合25％に改善がみられたが，日常生活自立度III・IVあるいはMであると改善する確率は10％前後」と報告しています．これは欧米と比べると良好だそうでが，造設するかどうかはご本人あるいはご家族の希望が優先されると思われます．

Chart 4-6　胃瘻の一般的な適応（下線が在宅療養の典型例）

1. 経腸栄養のアクセスとして
    <u>脳血管障害，認知症などにより自発的に摂食できない例</u>
    <u>神経筋疾患などにより嚥下困難な例</u>
    頭部・顔面外傷による摂食不能例
    咽頭，喉頭，食道，胃噴門部狭窄例
    長期に成分栄養を必要とする炎症性腸疾患
2. 誤嚥性肺炎を繰り返す例
    <u>誤嚥のため経口摂取不可能な例</u>
    経鼻経管留置に伴う誤嚥
3. 減圧目的
    幽門閉塞
    上部小腸閉塞

下線は筆者による，原本表記の痴呆症を認知症に改正した．
〔上野文昭，嶋尾 仁．経皮内視鏡的胃瘻造設術（PEG）ガイドライン（案）．Gastroenterological Endoscopy. 1996; 38: 504-8〕

　文中に出てきた日常生活自立度 I〜M は「寝たきり度」とも呼ばれているものです．**Chart 4-28**（p.191）に資料を載せておきました．参考にしてね．

胃瘻の一般的な適応

　どのような患者さんが胃瘻を使っているのですか．

　一般的な適応を **Chart 4-6** に示しました[1]．このうち訪問診療の対象となっている患者さんでは，脳血管障害，認知症，神経筋疾患などにより自発的に摂食できない方，あるいは誤嚥のため経口摂取不可能な方になります．

　もっと具体的に教えてください．

　自験例の訪問診療例165人中1年間の診療中に胃瘻を新たに作ったのは1人，継続して使っていたのは5人です．内訳は脳梗塞（後遺症）3人，脳出血（後遺症）2人，パーキンソン病1人でした．脳梗塞やパーキンソン病の患者さんの場合は，嚥下訓練や治療により機能回復が望める場合もありますので，誤嚥性肺炎を起こしやすい時期に造設して，後に閉じるこ

ともあります．意外なのは，パーキンソン病でも一時的に嚥下困難になることがあり，胃瘻を作っておく患者さんがいることですね．その場合は週1回の洗浄以外利用しないので，ボタンタイプカテーテルを使うことが多いですね．

胃瘻カテーテルの種類と構造

その「ボタンタイプ」とは何ですか．

Chart 4-7 を使って説明しよう．胃瘻は percutaneous endoscopic gastrostomy（PEG）が本来の名称です，訪問診療の分野では瘻口が閉鎖しないように留置するカテーテルも含めて，単にペグ（PEG）と呼んでいます．カテーテル末端に延長チューブを付けて成分栄養剤を注入するシステムです．胃の中（先端部）には膨らましたバルーンまたはストッパーがあって，簡単には抜けないようになっています．さらに，末端に長

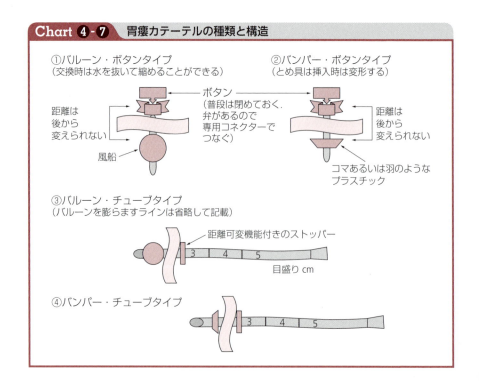

Chart 4-7　胃瘻カテーテルの種類と構造

いチューブがついているか，短いボタンがついているかの違いで 2 種類に分かれます．チャートの下の横長のもの③④がはじめから長いチューブがついたもので「チューブタイプ」，図の上の①②が成分栄養を注入する際にチューブを取り付けて，終わったら取り除いて蓋をするもので「ボタンタイプ」です．ボタンタイプは普段体表から出ている部分が短くじゃまにならないのですが，使用する度に専用のチューブを連結するので手間がかかります．この細かい作業は，介護者が高齢の家族である場合には難しいと思います．チューブ付きは，患者さん自身が知らない間に引っ張ったり，引っかけたりすることがあります．

　さて，先ほど話が出たパーキンソン病の患者さんですが，嚥下困難は一時的な場合が多く，病態が落ち着けば，胃瘻を使う回数が少なくなります．閉じてもよいのですが，「保険」のようにそのまま持っている方も少なくありません．その場合，邪魔にならないボタンタイプが向いているというわけです．

胃瘻を持っていても使わない人もいるのですね．感染とか汚染とか胃液の漏れはないのですか？

胃液，内容物は交換の時に少し漏れますが，適切に処置していれば感染や汚染はほとんどないといってよいでしょう．胃瘻は病院から退院して自宅で管理できるほど安全なものですから．

　図の説明に戻ります．ペグは留置の仕方により，さらに異なる 2 種類に分かれていて，合計 4 種類があります．「バンパータイプ」と「バルーンタイプ」です．この形式は交換の時に意味を持ってきます．**バンパー型は造設から半年で交換．バルーン型は交換間隔が 1〜2 カ月で，これを繰り返します**．

先生の言葉からすると，患者さんは半年以上胃瘻を使うということですね．

私も実は訪問診療をするまでは，胃瘻造設後どのぐらいの期間使用されているか知りませんでした．鈴木らの平成 22 年度の調査研究では，胃瘻造設後半数の方が 2 年以上生存されていたそうです[2]．

長いのであれば，交換間隔も長いバンパー型の方が，手間が省けてよいですよね．

確かに，バンパー・チューブタイプの一般名は，まさに「長期的使用胃瘻栄養用チューブ」ですから．しかし，バンパーは抜けにくく作ってあるため，交換するには専用の器具が必要で，バンパーがついたまま力を込めて引き抜くことになるので，痛みを伴い出血する場合もあります．一方，バルーンタイプは風船を縮めてスムースに交換することができるので合併症も少なくなります．

　そうすると，在宅では簡単で安全なほうがよいので，バルーン・チューブタイプに決まりじゃないですか？

　在宅医療ではそのとおりです．しかし，胃瘻は病院で造設することを忘れていませんか？　初めて増設してからしばらくはバンパータイプのほうがよいといわれています．その理由は，胃瘻が瘻口（穴）を保持したままで腹壁と癒着して，完成するまでには2週間以上はかかるからです．もしも，その間に交換することになれば，腹壁と胃の間に誤って挿入されないように，内視鏡でサポートするか，ガイドワイヤーなどを使わなければなりません．瘻口が安定するまではきちんと留めておいたほうがよいので，初めに造設する際には通常はバンパータイプを使うことになります．

在宅医療での胃瘻管理の問題

　なるほど．では，在宅医療での胃瘻管理で何か問題となることはありますか．

　（看護師）ここからは私が説明しましょう．経管栄養剤による副作用とシャフト関係に起因する問題が起こることがあります．医薬品である経管栄養剤で私たちがよく使うものを **Chart 4-8** に示しました．最も頻度が高い副作用が「下痢」です．原因は投与スピード，投与時の患者さんの姿勢，濃度，成分です．これらをうまく調節すると下痢を減らすことができます．例えば投与スピードですが，定められた投与法よりも，一般的には早く入れているのが現状です．念のために正式な投与方法を **Chart 4-9** に書き出しておきました．下痢を繰り返す場合は，基本に戻りましょう．また，でんぷん＞デキストリン＞マルトデキストリン，蛋白質＞ペプチド＞アミノ酸の順に分解されて分子量も小さいので半消化態栄養剤から消化態栄養剤に変えてみるのもよいでしょう．

❸胃瘻の管理

Chart 4-8　代表的な医療用経管栄養剤

製剤	エネルギー等	主成分	副作用
エレンタール配合内用剤： 成分栄養剤・消化態栄養剤 (味の素ファルマ)	エネルギー：300kcal (1kcal/mL) 蛋白質：14.1g 水分：250g 出来上がり容量：300mL	主成分：デキストリン，各種アミノ酸→でんぷん(細)分解物，アミノ酸	承認時臨床試験および市販後の使用成績調査における調査症例 8,170 例中 2,339 件の副作用が認められ，下痢は 1,057 件 (12.9%)
ツインライン NF 配合経腸用液： 成分栄養剤・消化態栄養剤 (大塚製薬工場)	エネルギー：400kcal (1kcal/mL) 蛋白質：16.2g 水分：340g 出来上がり容量：400mL	主成分：マルトデキストリン，乳蛋白加水分解物→でんぷん分解物，ペプチド	承認時までの成人患者を対象とした 365 例の臨床試験において 133 例 (36.4%) に副作用が認められた．その内訳は下痢 111 例 (30.4%)
ラコール NF 配合経腸用液： 半消化態栄養剤 (大塚製薬工場)	エネルギー：200kcal (1kcal/mL) 蛋白質：8.76g 水分：170g 出来上がり容量：200mL，他 300mL (半固形)，400mL (バッグ)	主な成分：マルトデキストリン，乳カゼイン，分離大豆蛋白質→でんぷん分解物，蛋白質	安全性評価対象 243 例のうち副作用発現例数は 67 例 (27.6%)，副作用発現件数は 101 件で下痢 49 件 (20.2%)

注：メイバランスなどの半固形栄養剤も有用であるが，保険適応ではない（自費：食品扱い）

Chart 4-9　経管栄養剤　投与方法

1. （入院中）投与開始時は，水で希釈（0.5kcal/mL 程度）して，低速度（約 100mL/時間以下）で投与して，3〜7 日で標準量に達するようにする．
2. 通常，成人標準量として 1 日 1,200〜2,000mL（1,200〜2,000kcal）を 1 日 12〜24 時間かけて投与する．投与速度は 75〜125mL/時間とする．
3. 消化管に異常がない患者さんで，副作用もなく（患者さんが）慣れてきたら，12〜24 時間かける必要はなく，1 日 2〜3 回に分けて，1 回 2 時間程度で注入してもよい．

自宅で行うとしたら，12 時間とか 24 時間かけるのは難しいですよね．

消化管に問題がなければ 12〜24 時間投与ではなく 1 日 2〜3 回，1 回あたり 2 時間で注入しているのが現状ではないでしょうか．注入中と注入直後，患者さんの上体を平行に臥床させると嘔吐や誤嚥の可能性がありますので，この点も注意が必要です．24 時間管につないでおくと入浴も

できないしリハビリもできない．この意味からも空腸瘻への自動注入ポンプ使用例は別として，胃瘻からの 24 時間投与は現実的ではありませんね．
　カテーテルのシャフトに起因する腹壁皮膚の炎症も多いトラブルです．ボタンやストッパーが当たって炎症を起こす場合がほとんどです．清潔にして，抗菌剤の軟膏を塗って，ガーゼを当てて保護します．ボタン型の胃瘻カテーテルは皮膚側と胃内部との距離を変えることができませんので，適切な距離の胃瘻カテーテルを準備する必要があります．外側に炎症がみられる場合には胃内部もきつくなっている可能性があります．バンパーやバルーンが埋没してしまう危険性も考慮しなければなりません．その場合には長いシャフトのものと交換してください．皮膚から 1cm ほどの距離がとれるカテーテルを選びましょう．特に注意しなければならないのが，パーキンソン病などで一旦留置したボタンタイプの胃瘻カテーテルを長期間使わずに（水を通して洗浄はするものの）そのままにしておいた場合です．胃瘻の患者さんといえば最低限の栄養しか供給されないので，痩せていくものと思い込んではいませんか？　パーキンソン病の患者さんでは脳出血の患者さんとは異なり，調子がよくなれば経口摂取もしていることが多いので，患者さんは以前よりも太ります．すると，腹壁は厚くなりカテーテルの両側から締め付けられて，組織壊死を起こす可能性もあるので，要注意ですね．

　在宅で交換する頃には造設から時間が経っていて，瘻口は完成しているので，交換の際に失敗することはほとんどありませんが，挿入できなかったミスの原因として別の患者の太い胃瘻チューブを入れようとしていたという話を聞いたことがあります．事前の確認を怠らないようにしよう．その他，交換時の注意点ですが，交換は空腹時に行うことと交換直後にチューブと連結できる先端の太いシリンジで空気を送って，聴診器で胃の中に空気の入る音を 2 カ所で確認します．膀胱留置カテーテルなどとは違って，バルーンを膨らませてから確認しても大丈夫です．なお，ボタンタイプは弁がついているので，専用（付属）の中間チューブでつながないと空気は入りませんし，引くこともできません．

　厚生労働省あるいは学会が作成したガイドラインなどはありますか？

厚生労働省老人保健健康増進等事業で平成23（2011）年3月報告の『認知症患者の胃ろうガイドラインの作成―原疾患，重症度別の適応・不適応，見直し，中止に関する調査研究―』という事業報告書があります．

【文献】

1) 上野文昭, 嶋尾 仁. 経皮内視鏡的胃瘻造設術（PEG）ガイドライン（案）. Gastroenterol Endosc. 1996; 38: 504-8.
2) 鈴木 裕. 胃ろう栄養の適応と問題点. 日老医誌. 2012; 49: 126-9.

4 在宅酸素・人工呼吸療法：HOT, CPAP, NPPV (Chart 4-10)

ポイント

- 慢性呼吸不全の在宅での酸素吸入：HOT は広く普及
- 睡眠時無呼吸症候群では CPAP
- 換気不全で CO_2 濃度上昇の場合は人工換気が必要：NPPV

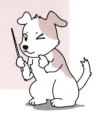

　慢性呼吸不全の患者さんが家でも酸素を吸入することで，予後改善と入院回数を減少させることができます．この在宅酸素療法（home oxygen therapy：HOT［ホット］）は，保険適応からすでに 30 年が経過した確立した在宅医療機器です．酸素濃縮装置の仕組みは，空気中の窒素を分離して相対的に酸素濃度を高めて供給するもので，家庭用除湿器程度の大きさの本体と移動用の小型酸素ボンベに呼吸同調式デマンドバルブ（吸った時だけ酸素が流れ，しばらく吸わないと警告音がする）を組み合わせたものです．電気が通じていれば酸素切れの心配はありません（停電の場合は携帯用の小型酸素ボンベを使います）．費用は保険適応で管理指導料も入れて，一割負担の患者さんでは月 8,000 円弱です．

在宅酸素療法の保険適応基準 (Chart 4-11)

　そもそも在宅酸素療法の適応はどのような病態ですか？

　酸素吸入によって，長時間症状が安定する慢性呼吸不全，慢性心不全の患者さんでしょう．具体的には慢性閉塞性肺疾患（chronic obstructive pulmonary disease：COPD），肺線維症・間質性肺炎，肺結核後遺症が多いそうです．保険適応範囲は慢性呼吸不全では，「動脈血酸素分圧（PaO_2）が 55Torr（mmHg）以下の者および PaO_2 60Torr（mmHg）以下で睡眠時または運動負荷時に著しい低酸素血症をきたす者」となって

❹在宅酸素・人工呼吸療法：HOT, CPAP, NPPV

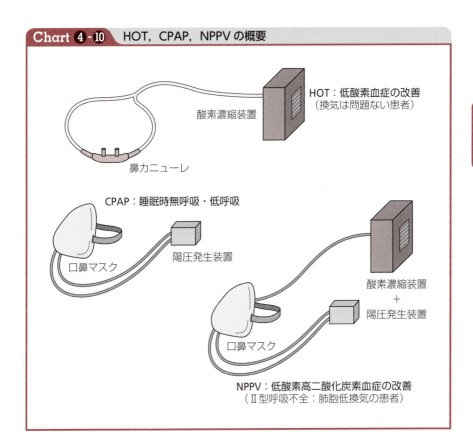

Chart 4-10　HOT, CPAP, NPPV の概要

Chart 4-11　在宅酸素療法の保険適応基準

1. **高度慢性呼吸不全例**
   ① PaO_2 55mmHg 以下の者
   ② PaO_2 60mmHg 以下で睡眠時または運動負荷時に著しい低酸素血症をきたす者（パルスオキシメーターによる酸素飽和度から推定した PaO_2 を用いることは差し支えない）
2. **肺高血圧症**
3. **慢性心不全**
   NYHA Ⅲ 度以上であると認められ，睡眠時のチェーン・ストークス呼吸がみられ，無呼吸低呼吸指数が 20 以上であることが睡眠ポリグラフィー上確認されている症例
4. **チアノーゼ型先天性心疾患**

在宅診療では 1-② が多い．PaO_2 60mmHg はほぼ SpO_2 90%．
（植木 純．日本医事新報．2015; 4762: 36-41）

います[1]．訪問診療では動脈血ガス（PaO₂）分析はあまり行いませんので，現実的には指先で測るパルスオキシメーターの酸素飽和度（SpO₂）が指標になります．PaO_2 60mmHg は SpO_2 モニターでは 90％ に相当します．55mmHg はおよそ 86％ なので，安静時 90％，動いた時に 86％ を一度でも下回るようであれば適応です．

慢性心不全でも認められているようですが？

保険適応は「NYHA Ⅲ度（身体活動がかなり制限される心機能．安静時以外の軽い労作でも疲労，動悸，呼吸苦が起こる）以上であると認められ，睡眠時のチェーン・ストークス呼吸がみられ，無呼吸低呼吸指数（apnea hypopnea index: AHI）（1 時間あたりの無呼吸数および低呼吸数をいう）が 20 以上であることが睡眠ポリグラフィー上で確認されている症例」とのことです．

ちょっと待ってください．後半の「睡眠時……無呼吸低呼吸指数云々（うんぬん）」という条件は睡眠時無呼吸症候群を指しているのではないですか？

「睡眠時無呼吸症候群」は一般にはよく知られた疾患群名ですが，実は国際分類の睡眠関連呼吸障害群にはその名称はありません（ピックウィック症候群も消えました）[2]．あえて言えば，その中の閉塞性睡眠時無呼吸障害（obstructive sleep apnea disorders: OSA）がいわゆる「睡眠時無呼吸症候群」と重なっていると思われます．そして，OSA とは別の分類項目の中枢性睡眠時無呼吸症候群（central sleep apnea syndromes: CSA）の中に「チェーン・ストークス呼吸を伴う中枢性睡眠時無呼吸」があり，これには心不全を伴うものが多く存在しているため，心不全での HOT 適応はこの症候群を指していると思われます．なお，「睡眠時無呼吸症候群」は次に述べる持続陽圧呼吸（continuous positive airway pressure: CPAP［シーパップ］）の適応です．

CPAP の適応と AHI（Chart 4-12）

実際どのように導入するのですか？　訪問診療で導入するのは面倒ではないですか？

Chart 4-12 CPAPの適応とAHI

保険適応（重症度基準とは別基準）
- AHIが簡易法で40以上でCPAPの適応．
- AHIが20〜40以下では従来型の複数の検査が必要．

AHI（apnea hypopnea index）：無呼吸と低呼吸の回数/睡眠1時間．
簡易法は，鼻カニューレから気流を検出．指にはパルスオキシメーターをつけてSpO₂を長時間計測．

　このあとのCPAPや非侵襲的陽圧換気（noninvasive positive pressure ventilation：NPPV［ニーパップ］）でも同じですが，ほとんどの患者さんは入院中に導入して退院後も継続するというパターンが多く，機器はレンタルなので契約した会社が責任を持って維持してくれます．利用者向けのコールセンターもありますから心配いりません．なお，入院していた病院（の医師）から自分の診療所に管理を変える時には指示書を書かなければなりません．もちろん管理指導もします．その中心的な項目は1日何時間，何L/分の酸素を流すかその量を決めることです．例えば，「安静時 1.5L/分 8時間，運動時（労作時）2.0L/分 8時間，睡眠時 1.0L/分 8時間」と指示書に記載します．実際はSpO₂に応じて細かく調整します．なお，最高流量は機器によって決まっていますので，安定しているCOPDの患者さんであれば最高3Lの機器，3Lを超える可能性があれば5L機を導入します．通常，鼻カニューレを使用しますが，口呼吸の患者さんと5L/分以上の流量ではHOT用のマスクを使用します（**CPAP，NPPVなどとはマスク形状は異なる**）．注意点は当然「火気厳禁・禁煙」です．

　先ほど出てきたCPAPとは何でしょうか？

　CPAPは持続陽圧呼吸（continuous positive airway pressure）のことで，HOTのようにtherapyはつけずに使われている言葉です．成人の閉塞性睡眠時無呼吸（OSA）の治療に使われます．先に述べたように，一般にはOSAではなく睡眠時無呼吸症候群の治療として知られています．
　CPAPの適応は，無呼吸低呼吸指数（AHI）が簡易法で40以上です．AHIが20〜40以下では従来型の複数の検査による判定が必要です．

実はCPAPの装置はHOTのように酸素を供給するわけではなく空気の流速で気道に圧をかけるもので，HOTよりも小型です．ただし，口と鼻を覆うマスクからの空気の漏れを防ぐために，専用のマスクを正しく装着しなければなりません．費用は管理指導料と機器のレンタル料込みで保険適応1割負担の高齢者の場合は月1,500円程度です．これも皆さんが思っているよりも簡単に導入できます．注意点はやはり睡眠時にマスクを正しく装着していることができるかどうかです．

予後，合併症の進行，睡眠の質を改善するというエビデンスがすでに出ているとはいえマスクをしていたら余計眠れないように思いますが…．次にNPPVとは何でしょうか？ CPAPとの違いは何でしょう？

NPPVの適応（Chart 4-13）

NPPVは非侵襲的陽圧換気（noninvasive positive pressure ventilation）の略で，挿管や気管をせずに人工換気を行うというものです．CPAPはその手段のひとつで，NPPVに含まれていると考えたほうがすっきりします．実際NPPVの機器には持続して陽圧をかけるCPAPモードも内在しています．CPAPはいわゆる睡眠時無呼吸症候群の治療法のひとつです．NPPVは陽圧をかけるだけではなく換気を助けます．ご存知のように，Ⅱ型の呼吸障害では$PaCO_2$も高くなるため，酸素のみ投与では改善しません．そこで，相対的な陰圧陽圧をかけるタイミングを自発呼吸に合わせて人工的に補助します．非侵襲のためマスクを用いますがその密着度には限界があるため，リークを考慮したプログラムになっています．NPPVでは通常は酸素濃縮器を接続します．また，加湿も必要です．在宅療養中の患者さんでは夜間のみあるいは15時間程度装着していることが経験上多いようです．当然ですが食事中など一時的に外すこともあります．実際に使用している患者さんの病態は，やはりCOPDが最も多いようです．

Chart 4-13　NPPVの適応

COPD（慢性期）

1. あるいは 2. に示すような自・他覚症状があり，3. の (a)〜(c) のいずれかを満たす場合.
   1. 呼吸困難感，起床時の頭痛・頭重感，過度の眠気などの自覚症状がある.
   2. 体重増加・頸静脈の怒張・下肢の浮腫などの肺性心の徴候.
   3. (a) $PaCO_2 \geq 55mmHg$
        $PaCO_2$ の評価は，酸素吸入症例では，処方流量下の酸素吸入時の $PaCO_2$，酸素吸入をしていない症例の場合，室内気下で評価する.
      (b) $PaCO_2 < 55mmHg$ であるが，夜間の低換気による低酸素血症を認める症例
        夜間の酸素処方流量下に終夜睡眠ポリソムノグラフィー（PSG）あるいは SpO_2 モニターを実施し，$SpO_2 < 90\%$ が5分間以上継続するか，あるいは全体の10％以上を占める症例. また，閉塞性睡眠時無呼吸症候群（OSAS）合併症例で，経鼻持続陽圧呼吸（nasal CPAP）のみでは夜間の無呼吸，自覚症状が改善しない症例.
      (c) 安定期の $PaCO_2 < 55mmHg$ であるが，高二酸化炭素血症を伴う増悪入院を繰り返す症例.

拘束性換気障害（肺結核後遺症・脊椎後側彎症など）

- 自・他覚症状として，起床時の頭痛，昼間の眠気，疲労感，不眠，昼間のイライラ感，性格変化，知能の低下，夜間頻尿，労作時呼吸困難，体重増加・頸静脈の怒張・下肢の浮腫などの肺性心の徴候のいずれかがある場合，以下の (a), (b) の両方あるいはどちらか一方を満たせば長期NPPVの適応となる.
  (a) 昼間覚醒時低換気（$PaCO_2 > 45mmHg$）
  (b) 夜間睡眠時低換気（室内気吸入下の睡眠で $SpO_2 < 90\%$ が5分間以上継続するか，あるいは全体の10％以上を占める）
- 上記の自・他覚症状のない場合でも，著しい昼間覚醒時低換気（$PaCO_2 > 60mmHg$）があれば，長期NPPVの適応となる.
- 高二酸化炭素血症を伴う急性増悪入院を繰り返す場合には長期NPPVの適応となる.

〔日本呼吸器学会 NPPVガイドライン作成委員会，編. NPPV（非侵襲的陽圧換気療法）ガイドライン改訂第2版. 2015）[4]〕

【文献】

1) 植木 純. 在宅酸素療法の適応病態. 日本医事新報. 2015; 4762: 36-41.
2) 篠邉龍二郎, 山城義宏, 塩見利明. CSD-3と日本の睡眠医療, 睡眠関連呼吸障害群（SRBDs）. 睡眠医療. 2015; 9: 16-74.
3) 安達美佳, 鈴木雅明. 睡眠時無呼吸症候群におけるCPAPの正しい使い方. CPAP導入のポイント—医師の立場から. MB ENT. 2016; 191: 1-7.
4) NPPVからみた慢性呼吸不全. NPPV（非侵襲的陽圧換気療法）ガイドライン. 日本呼吸器学会NPPVガイドライン作成委員会. 改訂第2版. 東京: 南江堂; 2015. p.6-10.

5 膀胱カテーテル留置・交換

ポイント

- 残尿，尿閉の患者が適応
- 鑷子(せっし)を用いないで，滅菌手袋をはめて指で持って挿入するほうがよい
- 膀胱内に達しないうちにバルーンを膨らますと尿道損傷となる
- 膀胱瘻の場合は膀胱内に尿をためておいて真上からカテーテルを進める

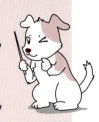

膀胱カテーテルの適応（Chart 4-14）

　訪問診療では膀胱カテーテルが留置されたまま退院した患者さんを診ることが多い．超高齢の男性ではほとんどに前立腺肥大があり，一旦外れても尿閉の症状が出て，再び留置しなければならないことも多い．また，感染症や「つまり」がなくても最長1カ月で交換となる．**膀胱留置バルーンカテーテルの挿入・交換手技は訪問診療医としては必須のものです．**

　今，電話連絡が入って，88歳男性の患者さんが朝から尿が出ていなくて腹満感があるようです．認知症と脊柱管狭窄症と前立腺癌がある方です．過去にも尿閉になったことがあります．

Chart 4-14　膀胱カテーテルの適応

1. 尿閉，不完全尿閉の状態
    前立腺肥大　前立腺癌
    弛緩性神経因性膀胱
2. 残尿，夜間頻尿（自己導尿の適応）
3. 尿路結石（泌尿器科入院中の治療）

1．が在宅療養中の適応の典型例

では 14 フレンチと 12 フレンチの膀胱留置カテーテルを準備して，臨時の訪問診療をしましょう．今日は君にやってもらおうか？　当然大学病院でもやったことはあるよね．念のために超音波（断層診断）装置も載せておこう．

　本の中とはいえ，そんな急に，まじっすか……．

　この患者さんは今まで血尿もなかったから尿路結石もないだろう．狭窄部をうまく通過できれば大丈夫だ．

　（手袋をして）では始めます．サイズは標準的な 14 フレンチにします．もし入らなければ 12 フレンチを使います．看護師さんバルーンを袋から出さずに膨らまして損傷がないか確認してください．

　確認しました．消毒は 0.02％のクロルヘキシジンをつけた綿棒でよいですね．

　鑷子(せっし)を先に渡してください．次にカテーテルの先にキシロカインゼリーをつけて渡してください．鑷子で受け取り，急角度をつけた陰茎を左手で持って，鑷子で押して行きます．狭窄部に当たりました．角度を戻してさらに押し込むが……入りませんね．何回やっても進まない．

　膀胱留置バルーンカテーテルの挿入方法については入門書などで紹介されている．君の方法は基本に忠実でよいと思う．しかし，訪問診療では一番難しい条件下で行わなければならない．場所は狭いし，患者さんの位置（ベッドの高さ）も変えられない，家族の視線も気になるし，なにしろほとんどの患者さんが超高齢だから狭窄部がさらに狭くなっている可能性はある．確実性を高めるために自分が行っている方法を紹介しよう．

膀胱カテーテルの挿入（Chart 4-15）

　まず，きちんと仰向けに，左右に傾けずに寝てもらって膝を立てる．膝も左右均等に立ててもらう．臀部の下のマットが沈み込むような場合は，臀部に厚手のタオルを入れて少し持ち上げる．これはカテーテルを押した時に患者さんが腰を引いて動くことがないようにするためだ．

　多くの教本ではカテーテル挿入時に付属のプラスチック製の鑷子（ピンセット）を用いるように書かれているが，それは大きな間違いで，そのプラスチックのピンセットは消毒用の綿球を持つ際に使うものです．その小

Chart 4-15 膀胱カテーテルの挿入の手順

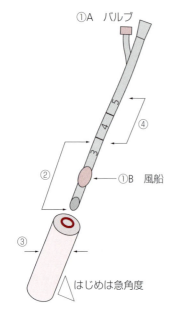

0. 介助者
   サイズ確認（太さ成人通常 14Fr）, バルーンテストを行う（滅菌状態のまま①A にディスポシリンジで蒸留水 10mL を入れる. 漏れがなければ再度バルーンを縮めた状態に戻す.

1. 術者
   滅菌手袋をして, 左手指で③の部位を角度をつけて保持する. 右手は清潔を保つ.

2. 尿道口を消毒する.

3. ②の範囲にキシロカインゼリーを塗る.

4. 滅菌手袋をはめた右手で④の範囲を持って挿入する.

5. ④の狭窄部に当たったら, 角度を小さく（平行方向に）する.

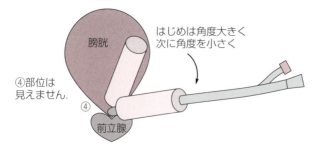

6. 尿流出があり膀胱内であることを確認後, バルーンを蒸留水で 10mL 膨らます.

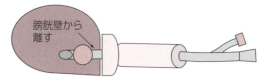

さなピンセットでカテーテルを挟んで挿入しようとしても，カテーテルを曲げるだけで，力をうまく伝えることができません．また，狭窄部に当たった感覚が得られないまま，さらに押し込んでしまう可能性もあります．滅菌手袋をして，指でしっかりカテーテルを持って挿入しましょう．では，患者さんによく説明して，謝ってから，私が代わってやりましょう．見ていてください．

　まず，現在使用中の（つまりきれいではない）紙おむつ，尿パット，トレーニングおむつなどを新しいものに変えて，少しでも清潔域を作ります．次に，新しいカテーテルのサイズを確認して，介助者は蒸留水 10mL を用いてバルーンを一旦膨らまして，確認後，きちんと水を抜き縮めます．その際，袋から出して触るのは連結口付近だけにします．

　術者は滅菌済み手袋をします．「左手を不潔にします」と宣言した上で，陰茎をまっすぐにつかんで，0.02％のクロルヘキシジンで消毒します．次にキシロカインゼリーを塗った（ただし，最初の尿の流れが悪くなるため，カテーテルの穴の中にはできるだけ入れない）カテーテルを清潔な右手でしっかり持って挿入します．狭い部分に当たるまでは陰茎に角度を付けて，当たったらほぼ水平にして挿入します．さらに進めることができたら OK です．入らない場合は少しだけ戻して，力を加え過ぎないように注意しながらカテーテルがたわまないようにして，右手全体で押してみてください．指でスナップを利かせるのではなく押す感じです．それでもダメな場合はカテーテルを回転させてもよいでしょう．さらに進んだら，尿の流出を確認します．尿の流れがあってからさらに膀胱壁に当たるまで進めて，それからバルーンを介助者に膨らましてもらいます．だいぶ長く入ったのに尿の流出が確認できない場合は，カテーテルが陰茎の根元付近の尿道でたわんでいる可能性がありますので，静かに戻して，再挑戦してください．

　「抵抗がないか」「痛みがないか」確認しながら蒸留水を 5mL 程度で 2 回に分けて膨らまします．その後，1～2cm カテーテルを引き戻して固定します．末端部はバッグ側のチューブに連結して，その時の尿の流出量を記録します．はい終わりました．

　なるほど．ピンセットを介すると指先に感覚が伝わりませんよね．カテーテルを回転させることもできませんよね．また，12 フレンチほどの

細いカテーテルは腰が弱く力が伝わりにくいのですが，直接（清潔な手袋を介して）指で持てば，力を伝えることができるのですね．

ポイントは滅菌手袋をして，しっかり持って挿入することです．ところで，カテーテル交換時，今まで挿入されていたものを抜く前に，介助者はカテーテルがどのぐらいの長さまで挿入されていたか確認して術者に報告してから，使用中のバルーンから蒸留水をシリンジに吸引します．その際にも何 mL 抜けたかを術者に報告します．使用期間と管のデッドスペースによっては少し内容量が少なくなりますが，バルーンの標準容積が 10mL ですから 6〜8mL 程度は引けなければなりません．（当然新しいバルーンに蒸留水を入れる時は新しいシリンジを使います．）きちんと蒸留水が引けないうちに，つまり，バルーンが完全にしぼまないうちに抜いてはいけません．

もしも，入らなかった場合はどうしたらよいでしょうか？　あるいは血尿が出てきたら？

難しい場合にはネラトンカテーテルで一旦できるだけ排尿して，後は泌尿器科医にお願いすることが得策です．血尿が出てきたら尿道損傷の可能性がありますので，この場合は泌尿器科医にお願いすることになります．その他，尿道口の裂傷が広がってしまった場合は，膀胱瘻造設の適応です．なお，在宅医療では膀胱穿刺は原則として行いません．泌尿器科医は通常のカテーテル挿入が難しい患者さんには，先が堅くて曲がっているチーマン（Tiemann）カテーテルを使うことがありますが，泌尿器科医でもある訪問診療医以外は手を出さないほうがよいでしょう．なお，膀胱の超音波観察による確認は有用です．

Tiemann とは米国の医療機器会社名です．ちなみに普通の膀胱留置カテーテルはフォーリー（Foley）と呼ばれていて，これは考案した泌尿器科医の名字です．それから，カテーテルの太さをフレンチ（Fr）と読んでいますが，フランス式の太さの表記で Fr÷3＝直径 mm です．

実は泌尿器科医でもカテーテル留置が困難な患者さんもいます．完全な尿閉の場合は皮膚側から膀胱を穿刺して膀胱瘻を作ることがあります．最初の何回かは入院中に交換するとして，膀胱瘻をもって在宅に移行してくる患者さんのカテーテルの交換は訪問診療医が行わなければなりません．

泌尿器科医によるとガイドワイヤーを使って交換するほうが確実だそうですが，我々は持ち合わせていません．使えない場合には滅菌手袋をした右手でバルーンから数センチのところ（膀胱留置カテーテルで持つ位置よりもかなり先端側）をしっかり持って，まっすぐ上から最短で膀胱に入れるように挿入すると失敗しません．なお，溜まっている尿量がほとんどない時は非常に困難です．皮膚と膀胱の間に誤って挿入して，バルーンを膨らましても，尿道と違って，痛みを訴えませんので，尿が出ない場合は，カテーテルを抜いてネラトンカテーテルを暫定的に留置して，泌尿器医に依頼しましょう．

　定期的に交換するにしても，膀胱留置カテーテルは細菌感染の温床ではないでしょうか？

　膀胱留置カテーテルが入ったまま訪問診療に移行した患者さんは，留置期間が長いため細菌がよく検出されます．一方，初めてカテーテルを在宅で入れた場合には，しばらく菌は検出されません．したがって，できるだけ留置している期間を短くするように工夫すればよいと思います．特に女性の場合は一旦カテーテルを抜いて紙おむつにして様子をみると，自排尿が可能である患者さんがほとんどです．一方，男性の場合は抜くことはむずかしいので交換の期間を短縮するか，尿量が多くなるように気をつけます．

　検出される菌は女性では大腸菌優位でESBLが増えています．この菌が検出される頃に尿が紫色になることがあり，紫色尿症候群と呼ばれています（p.105，第3部2章❸「MRSA・緑膿菌・紫色尿」参照）．半年以上留置している男性では緑膿菌の検出が多くなります．いずれも，発熱や尿の混濁などの臨床症状を呈すれば，治療を行います．尿路感染症では細菌培養・感受性検査の時間が十分ありますので，検査結果が確定してから抗菌剤を開始します．ESBLには経口剤では，ホスホマイシン（FOM）とミノサイクリン（MINO）の組合わせに効果があるようです[1]．

【参考文献】
1）山本 章，山﨑紘一．ESBL産生/キノロン耐性大腸菌の存在を見据えた高齢者尿路感染症の抗菌薬治療を考察する．日老医誌．2015: 52: 153-61．

6 人工肛門の管理

ポイント

- 高齢者には単品系が向いている
- トラブル：パウチ交換の失敗
- トラブル：ストーマ付近の皮膚の炎症
- 下血はすみやかに病院紹介

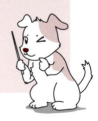

　　高齢者の進行直腸癌では人工肛門を造設することが少なからずあります．肛門に近い場合は排泄経路の変更のために年齢に関係なく人工肛門が選択されますが，高齢者の場合は介護環境や認知症などの合併症も考慮して選択，造設される場合があるからです．また，高齢者では切除不能直腸癌の例があり，その場合も人工肛門が置かれます．高齢化に伴って，人工肛門を自分で管理できないほどの高齢者が増えているのが現実です．困ったことに，ご家族も高齢で管理が難しくなっていることもあります．小さなトラブルではパウチの交換の失敗とストーマ付近の皮膚の炎症が多いようです．その場合には訪問看護で指導を受けていただくのがよいでしょう．それ以上のトラブルを訪問診療では診ることになりますので，訪問診療医は人工肛門の知識は必須です．なお，**問題がなくとも診察時には必ず，人工肛門，パウチ（袋）を見てあげてください．**

人工肛門の知識

　　交換方法はどのようにするのですか？　排便ごとに換えるのですか？

　　知らない人は排便ごとの交換と思っていますが，交換間隔は中3日です．交換方法は退院時に病院で指導がありますので，訪問診療医よりもご本人やご家族のほうがよく知っているかもしれませんね．現在装具には，単品系（ワンピース）と2品系（ツーピース）がありますが，高齢者の

❻ 人工肛門の管理

Chart 4-16　人工肛門の知識

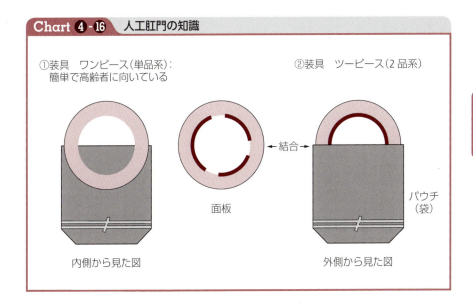

場合，簡単な単品系でプレカット（既成孔型），ドレインパウチ（下部開放型）が多く利用されているようです．なお，ドレインパウチからの便処理は必要に応じてその都度あるいは定時に行います．

　実際の手順は次のようです．ここでは単品系で話を進めています．2品系では装具に皮膚についている面版と袋の間に接続機構があることが主な違いです．**Chart 4-16** を参照してください．

> **手順**
> ①剥離剤（リムーバー）を用いて面板をゆっくりはがす．
> ②ストーマ周囲皮膚を泡立てた洗浄剤で洗浄して，微温湯で泡を流して，ペーパータオルなどで水気をとる．
> ③面板の剥離紙を剥がして，腹部の皺を伸ばして，単品系装具を貼る．
> ④ストーマ袋の排出口を閉める．

171

人工肛門のトラブル（Chart 4-17）

トラブルへは，次のように対応します．電話指示で済む場合もあります．

①ストーマ袋より便が排出しにくい場合は，ストーマ袋内に消臭潤滑剤（消臭潤滑剤）を約 5mL 入れる．
②災害時を考慮して余分に常備することを勧める．
③腸の脱出：少し盛り上がったりしているだけで血行不良などがなく，健常な粘膜が見えていれば，腹圧をかけないようにして指導して，経過観察する．翻転して突出が強い場合はすぐに消化器外科系病院に紹介する．
④ストーマ粘膜皮膚侵入は潰瘍や不良肉芽が原因であり，消化器外科を紹介する[1]．
⑤出血：接触性皮膚炎，炎症性肉芽腫が原因の場合，腸粘膜が物理的に擦れて血がにじんでいる場合には，面板と袋を交換して（必然的に位置が変わる）様子をみる．
周囲の皮膚から極少量，擦過傷のように出血している程度であれば，面板を剝がして，洗浄して袋を変えて様子をみる．
しかし，腸粘膜からの出血はいわゆる下血であり，原疾患の悪化や大腸潰瘍や出血性憩室炎が考えられる．腸の安静（絶食）を指示して，すみやかに消化器科に紹介する．
⑥ストーマ傍ヘルニアは本来であれば退院までに発見されるものであるが，痩せて腹壁が弱くなったり，逆に肥満になると出現することがある．根治のためには入院紹介とする．
⑦人工肛門洗腸は訪問診療では行わない．それに伴うトラブルとして穿孔も考えられるので，入院設備のある消化器科を紹介する．

患者さんにとって役に立つホームページに「がん研有明病院・サポート・ご相談 がんに関するサポート・ご相談 WOC 支援室 ストーマ（人工肛門）について」があります．

❻ 人工肛門の管理

Chart 4-17　人工肛門のトラブル

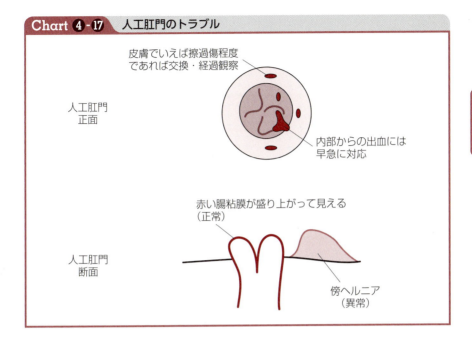

【文献】
1) 出射奈緒美. ストーマ粘膜皮膚侵入治癒遅延に対して看護介入した1事例. 倉敷中病年報. 2012; 75: 125-7.

7　褥瘡処置

ポイント

- 保護と観察が重要
- 深さによって予後が異なる
- 白色ワセリン，スルファジアジン銀の使用
- ポリウレタンフィルムの使用

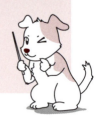

　褥瘡に対する取り組みは，在宅医療の原点となる医療です．現在は，急性期病院でも褥瘡対策を実施することが必須（入院基本料の施設基準）となっていて，在宅医療では進んだ褥瘡をみることは少なくなっています．ただし，高齢者の褥瘡の背景となる皮膚の脆弱性や血行障害は改善しないため，再発の可能性が高いのが現実です．

　真皮に達する深い褥瘡の治療は定期的に皮膚科医師の指示を仰ぐことが望まれます．無理な場合には，各種の褥瘡対策研修，たとえば「褥瘡予防対策セミナー」「在宅褥瘡セミナー」を受けた看護師さんの意見を取り入れたほうがよいでしょう．職種を問わず経験のある人の意見を聞いたほうが賢明です．

褥瘡のマネージメント

　褥瘡対応のキーワードは「観察」と「保護」です．褥瘡の治療は日本褥瘡学会の「褥瘡予防・管理ガイドライン」に沿って行います[1]（**Chart 4-18**）．褥瘡は第一義的にその深さによって治療の可否が決まってきます．また，大きさ，炎症の有無，壊死組織，ポケットの有無によって，治療法が異なります．そこで，正しい褥瘡の評価が必要になります．評価ツールとしてDESIGN-Rを用いて記録します．その内容を引用して，**Chart 4-19**（p.176）を記しました．各項目について定期的に観察・記録します．これを用いることによって，治療や対応が正しいかどうかが客観的に評価できます．

❼ 褥瘡処置

Chart 4-18 褥瘡のマネージメント

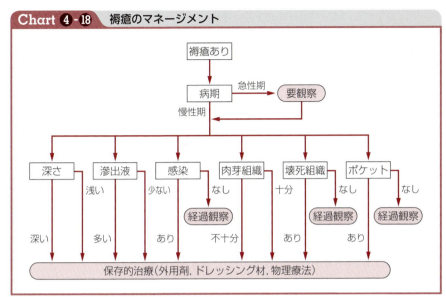

(褥瘡会誌. 2012; 14: 165-226)[1]

　具体的な治療法ですが，急性期で浅い褥瘡は，保護と観察を目的に，白色ワセリン（例：プロペト®）あるいは，感染の可能性がある場合にはスルファジアジン銀（例：ゲーベン®クリーム1％）を塗り，透明なポリウレタンフィルムを貼って，連日観察します．我々は経験上，滲出液が多めの褥瘡部位にはハイドロサイトプラス®，疼痛緩和にはデュオアクティブ®を用いていました．

　肉芽組織の周りに炎症や感染がある場合には微温湯の洗浄も行います．

　外科的処置の適応は外用剤，ドレッシング材などの保存的治療に抵抗する真皮に達する褥瘡で，壊死組織やポケットがある場合です．形成外科あるいは皮膚科に事前に写真を見せて相談してから，治療依頼をします．最新の治療として陰圧創傷治療システム・VAC（vacuum assisted closure）療法が行える病院も増えています．

【文献】
1) 日本褥瘡学会学術教育委員会. ガイドライン改訂委員会. 褥瘡予防・管理ガイドライン（第3版）. 褥瘡会誌. 2012; 14: 165-226.
2) 日本褥瘡学会. http://www.jspu.org/jpn/member/pdf/design-r.pdf

Chart 4-19　日本褥瘡学会の DESIGN-R

Depth　深さ　創内の一番深い部分で評価し，改善に伴い創底が浅くなった場合，これと相応の深さとして評価する

d	0	皮膚損傷・発赤なし	D	3	皮下組織までの損傷
	1	持続する発赤		4	皮下組織を越える損傷
	2	真皮までの損傷		5	関節腔，体腔に至る損傷
				U	深さ判定が不能の場合

Exudate　滲出液

e	0	なし	E	6	多量：1日2回以上のドレッシング交換を要する
	1	少量：毎日のドレッシング交換を要しない			
	3	中等量：1日1回のドレッシング交換を要する			

Size　大きさ　皮膚損傷範囲を測定：[長径(cm)×長径と直交する最大径(cm)] *3

s	0	皮膚損傷なし	S	15	100 以上
	3	4 未満			
	6	4 以上　16 未満			
	8	16 以上　36 未満			
	9	36 以上　64 未満			
	12	64 以上　100 未満			

Inflammation/Infection　炎症/感染

i	0	局所の炎症徴候なし	I	3	局所の明らかな感染徴候あり（炎症徴候，膿，悪臭など）
	1	局所の炎症徴候あり（創周囲の発赤，腫脹，熱感，疼痛）		9	全身的影響あり（発熱など）

Granulation　肉芽組織

g	0	治癒あるいは創が浅いため肉芽形成の評価ができない	G	4	良性肉芽が，創面の 10% 以上 50% 未満を占める
	1	良性肉芽が創面の 90% 以上を占める		5	良性肉芽が，創面の 10% 未満を占める
	3	良性肉芽が創面の 50% 以上 90% 未満を占める		6	良性肉芽が全く形成されていない

Necrotic tissue　壊死組織　混在している場合は全体的に多い病態をもって評価する

n	0	壊死組織なし	N	3	柔らかい壊死組織あり
				6	硬く厚い密着した壊死組織あり

Pocket　ポケット　毎回同じ体位で，ポケット全周（潰瘍面も含め）[長径(cm)×短径*1(cm)] から潰瘍の大きさを差し引いたもの

p	0	ポケットなし	P	6	4 未満
				9	4 以上 16 未満
				12	16 以上 36 未満
				24	36 以上

部位 [仙骨部，坐骨部，大転子部，踵骨部，その他（　　　）]　　合計*2

*1："短径" とは "長径と直交する最大径" である
*2：深さ（Depth: d,D）の得点は合計には加えない
*3：持続する発赤の場合も皮膚損傷に準じて評価する

8 緩和ケアと patient controlled analgesia（PCA）

ポイント

- 苦痛の軽減を図り QOL を向上させる治療である
- NSIADs →オピオイド→突出痛にレスキュー
- 自己調節鎮痛法（patient controlled analgesia：PCA）は持続微量注射ポンプ使用
- 経口，坐剤→パッチ→静注，皮下（PCA に利点）

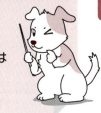

　進行が遅い癌腫は高齢者を長い間悩ますことになります．一方，そのような癌は痛みさえ抑えられれば，共存できる可能性があります．緩和ケア（Chart 4-20）は在宅医療では重要な医療行為であり，癌の疼痛緩和を退院後も続けられるかどうかは，在宅医療を行う医師の力量にかかっています．しかし，積極的な医療用麻薬の治療が行われるようになったのは近年のことであり，緩和ケアを得意としている在宅医は少ないのが実情です．厚労省は平成 28 年の診療報酬改定で緩和ケア充実診療所という加算を作りました．これは「緩和ケアを在宅医療でも推進します」という意思表示です．緩和ケアを学ぶなら，今です！

Chart 4-20　緩和ケアとは

WHO の定義
生命を脅かす疾患に伴う問題に直面する患者と家族に対し，疼痛や身体的，心理社会的，スピリチュアルな問題を早期から正確にアセスメント解決することにより，苦痛の予防と軽減を図り，生活の質（QOL）を向上させるためのアプローチである．
(WHO Definition of Palliative Care)

私案
高齢患者を対象とした在宅医療での緩和ケアの解釈：「癌患者に対し，苦痛の軽減を図り，日常生活動作（activities of daily living：ADL）を向上させるための治療である．

疼痛治療の概要

学びましょうということは，この本で教えてくれるのですか？

相変わらず受け身ですね．自ら進んで学びましょう．将来きっと役に立つ知識です．緩和ケアの基本を理解するためには，各地で行われている厚生労働省認定の「緩和ケア研修会」を受講してください．例えば，埼玉県では年間20回程度行われています．2日間の講習・演習ですが，費用はほとんどかかりません．基本を学んだ後，医療用麻薬の使用経験のある先輩医師から使用方法を学び，その後実践することになります．この章では実践のためのポイントに絞って述べたいと思います．疼痛治療の概要（主にオピオイド使用法）をまとめたのが，日本医師会のガイドライン「**Chart 4-21**」です．痛み止めの治療は図の流れのようにNSIADsからオピオイドに進み，次に「残存する痛み・増強した痛み」にも対応していきます．なお，麻薬を処方する場合には，麻薬使用者免許が必要ですから

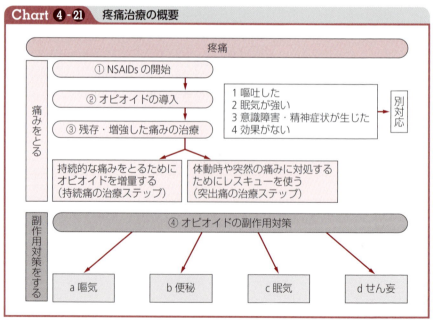

（がん緩和ケアガイドブック．日本医師会，2008）

❽ 緩和ケアと patient controlled analgesia（PCA）

確認してください．ただし，トラマドール（例：トラマール®）はオピオイドですが，麻薬指定されていませんので，麻薬処方箋はいりません．

　オピオイドとは何ですか？

　オピオイドとは μ（ミュー）オピオイド受容体を介して鎮痛作用発現するモルヒネ，オキシコドン，フェンタニルなどのことです．オピオイドは「医療用麻薬」として使われていますが，その副作用は嘔気，眠気，便秘です．

自己調節鎮痛法（PCA）（Chart 4-22）

　在宅医療で「残存する痛み・増強した痛み」にも対応できる方法がありますか？

　それが自己調節鎮痛法（patient controlled analgesia：PCA）です．その理由は，①経口剤が定期的に内服できない患者に利用できる．②持続注入装置を使ってレスキュー（臨時追加投与）ができる．しかも，回数と間隔に制限がかけられる，ということにあります．PCA 装置は微量持続

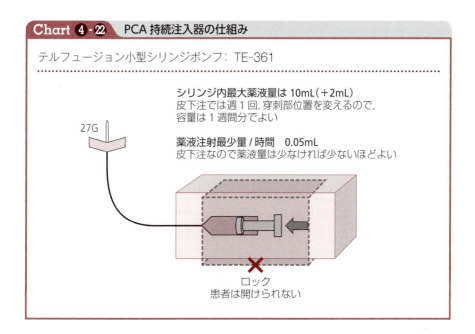

Chart 4-22　PCA 持続注入器の仕組み

テルフュージョン小型シリンジポンプ：TE-361

27G

シリンジ内最大薬液量は 10mL（+2mL）
皮下注では週 1 回，穿刺部位置を変えるので，容量は 1 週間分でよい

薬液注射最少量 / 時間　0.05mL
皮下注なので薬液量は少なければ少ないほどよい

ロック
患者は開けられない

注射ポンプ装置と同じ構造ですが，レスキュー用の臨時注射ボタンがあります．レスキューは即効性が必要なため，MSコンチンなどの徐放剤内服時にはレスキュー用の坐剤など異なる製剤を準備しなければなりませんが，PCAでは常に一定濃度でオピオイドを投与できて，その同じ薬剤ですぐにレスキューができることも利点です．また，力価ではモルヒネ経口剤60mg/日が，皮下注であれば半分の30mg/日となり投与量が少なくて済みます．

　PCA装置には注射液の容量により複数の種類がありますが，訪問診療では10日間分の注射液が装置内に入れば十分です．これは，穿刺針（27Gの細い翼状針）とチューブと刺す場所を変えるという作業を通常1週間間隔で行うからです．なお，皮下注される薬剤の量は少ないほうがよいと思います．この必要十分条件を満たす機種の一例として，テルフュージョン小型シリンジポンプ：TE-361があります．この機種の持続注射最少量は0.05mL/時間と他の機種の半分で，24時間でわずか1.2mLしか皮下注されません．10mLのテルモシリンジポンプに10mL入れると7日間もちます（実際には12mL入れて9日間もたせる）．なお，それぞれ10日，8日もたない理由はシリンジから針までの間の長いチューブ内のデッドスペースに薬液を満たす必要があるためです（PCAは静注も可能ですが，その際には注射量が少ない必要はありません）．

高齢者へのオピオイドの投与量（Chart 4-23）

　高齢者へのモルヒネの投与量はどのぐらいですか？　商品例で説明してください．

　まず計算上の換算量「トラマール® 300mg（高齢者のmax）＝モルヒネ経口30mg」を再確認しておきましょう．担癌高齢患者の体重は（皆さんの想定よりも軽く）30～40kgです．したがって，体重に合わせてトラマール®を150mg投与していた場合，これをモルヒネ経口に置き換えると15mgになります．力価が同じモルヒネ皮下注はその半分の7.25mgになります．持続皮下注では，1％モルヒネ塩酸塩10mg/1mL（6本）＋生理食塩液6mL＝5mg/mLで合計溶液量12mL，投与スピード0.05mL/時間（24mg/日＝1.2mL/日），薬液にむだがなければ10日間持続注射になります．レスキューは1時間分/回が通例で1日6回まで実

> ❽緩和ケアと patient controlled analgesia（PCA）

> **Chart ❹-㉓** 高齢患者へのオピオイドの投与量（例）
>
> ①計算上の換算（1日あたりの投与量）
> - トラマドール 300mg＝モルヒネ経口 30mg
>   （高齢者体重 30kg 台：その半分モルヒネ経口では 15mg から）
>
> ②実際の力価換算（1日あたりの投与量）
> - モルヒネ経口 30mg＝モルヒネ静注，皮下注 15mg
>   （高齢者体重 30kg 台：モルヒネ経口 15mg＝モルヒネ皮下注 7.25mg）
>
> ③持続皮下注による初期投与量
> - 1％モルヒネ塩酸塩 10mg/1mL（6本）＋生理食塩液 6mL＝5mg/mL 0.05mL/時間（24mg/日＝1.2mL 日），レスキュー：1時間分/回 1日6回実施で 6〜7.5mg/日

施できますので，合計 6〜7.5mg/日のレスキューが可能です．ただし，1日6回のレスキューは持続注射のモルヒネ量（濃度）が有効域に達していないことを示唆しています．その場合は基本量を 50％増量あるいは濃度を高くして対応することになっています．なお，副作用の嘔気止めには高齢者の場合ノバミンよりもドンペリドン（例：プリンペラン®）が適しているようです．

　このPCAを知っているかどうかだけでも心強いものです．癌疼痛で苦しむ患者さんに対して，「もう何もできないと」あきらめる必要はありません．

9 看取り

ポイント

・重要な介護・医療行為である
・訪問診療ではターミナルケアと死亡診断がその内容
・救急搬送する・しないの希望を確認しておく

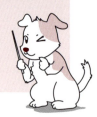

　「看取り」という言葉の意味が在宅医療の最大の謎ですね．ぜひ説明してください．

　この業界での「（お）看取り」という言葉の大元は「看取り介護」にあります．これは7割が死亡退所であるという特別養護老人ホームで行われる医療・介護行為の報酬加算項目（看取り介護加算）として平成18年に認められたもので，それが「看取り」という介護用語になりました．ターミナルケアと近い言葉ですが，看取り介護実践フォーラム（全国老人福祉施設協議会）では「看取り」を「近い将来，死が避けられないとされた人に対し，身体的苦痛や精神的苦痛を緩和・軽減するとともに，人生の最期まで尊厳ある生活を支援すること」と明示しています[1]．なお，今は特別養護老人以外の高齢者施設でも一定期間「看取り加算」（報酬）が認められています．

　介護保険・医療保険で加算報酬が認められているということは，厚生労働省が認めている重要な介護・医療行為であることがわかります（**Chart 4-24**）．看取り介護の内容は，本人家族の希望を尊重したターミナルケアです．在宅医療の分野でも訪問診療・往診して死亡確認を行った際に看取り加算があります．遡って，死亡前14日間に行った訪問診療には，ターミナルケア加算が認められています．このような背景から，訪問診療でも「看取り介護」というほぼ同じ意味の行為があり，その内容は「ターミナルケア＋往診による死亡診断」になります．

❾看取り

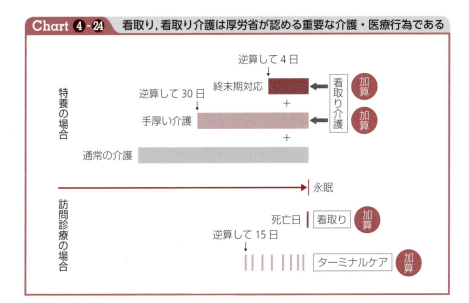

Chart ❹-24 看取り，看取り介護は厚労省が認める重要な介護・医療行為である

　医者の間ではDNR（do not resuscitation：心肺蘇生を行わないこと）という言葉があり，DNRの意志がはっきりしていれば，それを尊重すること．つまり，心肺蘇生をしないで見守ることが「看取り」と思っていましたが，違うようですね．

　医師側からみた「看取り」は，心肺蘇生にのみ焦点を当てているのに対して，介護側はどのように最期まで看るかを考慮したものと考えればよいのではないでしょうか．結果としてどちらも，「看取り」の概念の中に入っていると思います．ただし，医師側の考えでは「看取り＝DNR＝その後医療行為はしないから自分は関係ない」と思いがちですが，きちんと最期まで介護をする必要があり，介護をする人々（家族，介護士，施設職員）がいるということを忘れないでほしいと思います．少し本文からは外れますが，看取りに接した後の若いスタッフの心のケアがこれから大切になると思います．

　「看取り」を家族や本人にはどのように説明するのですか？　同意が必要ですよね？

最も難しい質問をぶつけてきましたね．医師や施設によっては，かなり前から看取りの話をするところがあるそうですが，私は病状が悪くなってから初めて看取りの話をします．まず，救急搬送入院をするかどうかの確認をします（確認できない場合は救急搬送としておきます）．ご家族から，御本人が元気であった頃の意思がどのようなものであったか尋ねます．それをもとにして会話を進めて「心肺蘇生をしない」＝救急搬送はしない→施設/自宅で最期＝「看取り介護」という流れでよいかどうかを確認します．なかには細かい選択をされる方もあります．たとえば，「人工呼吸・気管挿管・心臓マッサージは拒否，胃瘻・中心静脈栄養も拒否だが点滴はOKで，最期は病院で治療を受けたい」→救急搬送する＝これは看取りにはなりませんが，これも尊重します．その場合，最期の場面は病院に任せることになります．

看取り介護，看取りとは (Chart 4-25)

　「在宅診療における看取り」を一文で言い表せという試験問題が出たらどう答えますか？

　私だったら「疾患や老衰により死期が間近な状態となってからは，病院に搬送することはせず，本人・家族が望まない医療行為は差し控えて，ターミナルケアを行い，最期に往診にて死亡診断をすること」と答えます．

　最期は自宅で迎えたいという人が多いと聞きますが，第1部2章の竹﨑三立先生のお話 (p.13) にもありましたが，実際は難しいようですね．

Chart 4-25　看取り介護，看取りとは
看取り（介護側からの定義） 近い将来，死が避けられないとされた人に対し，身体的苦痛や精神的苦痛を緩和・軽減するとともに，人生の最期まで尊厳ある生活を支援すること〔看取り介護実践フォーラム〕
☆介護内容はターミナルケアを基本としたもの
在宅医療の看取り 疾患や老衰により死期が間近な状態となってからは，本人・家族が望まない医療行為は差し控えて，ターミナルケアを行い，往診にて死亡診断をすること（私案）

一方，最期は病院でという患者さんは，療養型病院かホスピスで過ごすのが理想的ですが，療養病床は廃止予定のため新規の患者さんは受け入れてくれません．また，ホスピスは数が少なく満床です．そのため，診療所を併設した介護付老人ホームに，本来であれば入院管理が必要な患者さんが集中しているというのが現実です．

10 主治医意見書

ポイント

- 要介護度を決める介護認定審査会の資料
- 「介護の手間がどのぐらいかかっているのか」と「認知症がどのぐらいの程度か」の情報を提供
- 正確,公平に記載して,期限を守ること

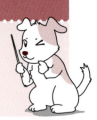

 先生! 主治医意見書が滞っています.早く書いてください.患者さんの要介護度を決めるための重要な資料になります.期限が迫っています.

 主治医意見書とは何ですか? 大学病院では書いたことがありません.

 主治医意見書は,介護認定審査会で使う情報を医師が提供するものです.区市町村は介護認定審査会の判定をもとに,申請者を「自立,要支援1・2,要介護1・2・3・4・5」の8段階に30日以内に判定します.要介護5は,いわゆる寝たきりの患者さんに相当します.訪問診療医が主治医意見書を書く機会は多く,この知識は必須のものといえます.

 具体的にはどういったものですか?

主治医意見書の書き方

 Chart 4-26 に示したような,内容がかなり圧縮された申請様式です.行政側が主治医意見書に求めているものは,①介護の手間がどのぐらいかかっているのか(例えば特殊な医療や夜間の介護が行われているのか),②認知症がどのぐらいの程度か,の2点です.わかりにくい部分があるので解説しましょう.

 まず,申請者が2号被保険者;40〜64歳なのか,1号被保険者;65歳以上なのか,はっきりと区別することが大切です.現実的には高齢者の1号申請者の方がほとんどです.

Chart 4-26 主治医意見書（表） 全国共通様式

主治医意見書　　　　　　　　　　　　　　　記入日 平成　年　月　日

申請者	（ふりがな）	男・女	〒　－
	明・大・昭　年　月　日生（　歳）		連絡先　（　）

上記の申請者に関する意見は以下の通りです。
主治医として、本意見書が介護サービス計画作成に利用されることに　□同意する。　□同意しない。
医師氏名＿＿＿＿＿＿＿＿＿＿＿＿＿＿＿＿＿＿＿＿
医療機関名＿＿＿＿＿＿＿＿＿＿＿＿＿＿＿＿＿＿　電話　（　）
医療機関所在地＿＿＿＿＿＿＿＿＿＿＿＿＿＿＿＿　FAX　（　）

(1) 最終診察日	平成　年　月　日
(2) 意見書作成回数	□初回　□2回目以上
(3) 他科受診の有無	□有　□無 （有の場合）→□内科　□精神科　□外科　□整形外科　□脳神経外科　□皮膚科　□泌尿器科 □婦人科　□眼科　□耳鼻咽喉科　□リハビリテーション科　□歯科　□その他（　　　）

1. 傷病に関する意見

(1) 診断名（特定疾病または生活機能低下の直接の原因となっている傷病名については1.に記入）及び発症年月日

1. ＿＿＿＿＿＿＿＿＿＿＿＿＿＿＿　発症年月日（昭和・平成　年　月　日頃）
2. ＿＿＿＿＿＿＿＿＿＿＿＿＿＿＿　発症年月日（昭和・平成　年　月　日頃）
3. ＿＿＿＿＿＿＿＿＿＿＿＿＿＿＿　発症年月日（昭和・平成　年　月　日頃）

(2) 症状としての安定性　　　□安定　□不安定　□不明
（「不安定」とした場合、具体的な状況を記入）

(3) 生活機能低下の直接の原因となっている傷病または特定疾病の経過及び投薬内容を含む治療内容
〔最近（概ね6ヶ月以内）介護に影響のあったもの 及び 特定疾病についてはその診断の根拠等について記入〕

2. 特別な医療　（過去14日間以内に受けた医療のすべてにチェック）

処置内容	□点滴の管理　□中心静脈栄養　□透析　□ストーマの処置　□酸素療法 □レスピレーター　□気管切開の処置　□疼痛の看護　□経管栄養
特別な対応	□モニター測定（血圧、心拍、酸素飽和度等）　□褥瘡の処置
失禁への対応	□カテーテル（コンドームカテーテル、留置カテーテル　等）

3. 心身の状態に関する意見

(1) 日常生活の自立度等について
・障害高齢者の日常生活自立度（寝たきり度）　□自立　□J1　□J2　□A1　□A2　□B1　□B2　□C1　□C2
・認知症高齢者の日常生活自立度　　　　　　　□自立　□Ⅰ　□Ⅱa　□Ⅱb　□Ⅲa　□Ⅲb　□Ⅳ　□M

(2) 認知症の中核症状（認知症以外の疾患で同様の症状を認める場合を含む）
・短期記憶　　　　　　　　　　　　　　　□問題なし　　□問題あり
・日常の意思決定を行うための認知能力　　□自立　□いくらか困難　□見守りが必要　□判断できない
・自分の意思の伝達能力　　　　　　　　　□伝えられる　□いくらか困難　□具体的要求に限られる　□伝えられない

(3) 認知症の周辺症状（該当する項目全てチェック：認知症以外の疾患で同様の症状を認める場合を含む）
□無　□有　{ □幻視・幻聴　□妄想　□昼夜逆転　□暴言　□暴行　□介護への抵抗　□徘徊
　　　　　　□不潔行為　□火の不始末　□異食行動　□性的問題行動　□その他（　　　）}

(4) その他の精神・神経症状
□無　□有　〔症状名：　　　　　　　　　　　　専門医受診の有無 □有（　　　）□無〕

（裏面は次ページ）

Chart 4-26　主治医意見書（裏）　全国共通様式

（5）身体の状態
　利き腕（□右 □左）　身長＝□□□ cm 体重＝□□□ kg（過去6ヶ月の体重の変化　□増加　□維持　□減少）
　□四肢欠損　（部位：　　　　　　　　　　　　　　　　　　　　　　　）
　□麻痺　　　□右上肢（程度：□軽 □中 □重）　□左上肢（程度：□軽 □中 □重）
　　　　　　　□右下肢（程度：□軽 □中 □重）　□左下肢（程度：□軽 □中 □重）
　　　　　　　□その他（部位：　　　　　　　程度：□軽 □中 □重）
　□筋力の低下　（部位：　　　　　　　　　　　　　　　程度：□軽 □中 □重）
　□関節の拘縮　（部位：　　　　　　　　　　　　　　　程度：□軽 □中 □重）
　□関節の痛み　（部位：　　　　　　　　　　　　　　　程度：□軽 □中 □重）
　□失調・不随意運動・上肢　□右　□左　・下肢　□右　□左　・体幹　□右　□左
　□褥瘡　　　（部位：　　　　　　　　　　　　　　　　程度：□軽 □中 □重）
　□その他の皮膚疾患（部位：　　　　　　　　　　　　　程度：□軽 □中 □重）

4．生活機能とサービスに関する意見
（1）移動
　屋外歩行　　　　　　　　□自立　　　　　□介助があればしている　　□していない
　車いすの使用　　　　　　□用いていない　□主に自分で操作している　□主に他人が操作している
　歩行補助具・装具の使用（複数選択可）　□用いていない　□屋外で使用　□屋内で使用
（2）栄養・食生活
　食事行為　　　　　□自立ないし何とか自分で食べられる　□全面介助
　現在の栄養状態　　□良好　　　　　　　　　　　　　　　□不良
　→　栄養・食生活上の留意点（　　　　　　　　　　　　　　　　　　　　　　）
（3）現在あるかまたは今後発生の可能性の高い状態とその対処方針
　□尿失禁　□転倒・骨折　□移動能力の低下　□褥瘡　□心肺機能の低下　□閉じこもり　□意欲低下　□徘徊
　□低栄養　□摂食・嚥下機能低下　□脱水　□易感染性　□がん等による疼痛　□その他（　　　　　　　）
　→　対処方針（　　　　　　　　　　　　　　　　　　　　　　　　　　　　）
（4）サービス利用による生活機能の維持・改善の見通し
　　　　　　　□期待できる　　　□期待できない　　　□不明
（5）医学的管理の必要性（特に必要性の高いものには下線を引いて下さい。予防給付により提供されるサービスを含みます。）
　□訪問診療　　　　□訪問看護　　　　　　□看護職員の訪問による相談・支援　□訪問歯科診療
　□訪問薬剤管理指導　□訪問リハビリテーション　□短期入所療養介護　　　　□訪問歯科衛生指導
　□訪問栄養食事指導　□通所リハビリテーション　□その他の医療系サービス（　　　　　　　　　　　）
（6）サービス提供時における医学的観点からの留意事項
・血圧　□特になし　□あり（　　　　　　　　　　　）・移動　□特になし　□あり（　　　　　　　　　）
・摂食　□特になし　□あり（　　　　　　　　　　　）・運動　□特になし　□あり（　　　　　　　　　）
・嚥下　□特になし　□あり（　　　　　　　　　　　）・その他（　　　　　　　　　　　　　　　　　　）
（7）感染症の有無（有の場合は具体的に記入して下さい）
　□無　□有（　　　　　　　　　　　　　　　　　　　　　　　）　□不明

5．特記すべき事項
　要介護認定及び介護サービス計画作成時に必要な医学的なご意見等を記載して下さい。なお、専門医等に別途意見を求めた場合はその内容、結果も記載して下さい。（情報提供書や身体障害者申請診断書の写し等を添付して頂いても結構です。）

⑩ 主治医意見書

Chart 4-27 40歳から65歳未満の2号申請者用特定疾患とは（下線は厚労省の指定難病でもある）

1. がん末期（医師が医学的知見に基づき回復の見込みがないと判断されたもの）
2. 関節リウマチ（悪性関節リウマチは指定難病）
3. 筋萎縮性側索硬化症
4. 後縦靱帯骨化症
5. 骨折を伴う骨粗鬆症
6. 初老期における認知症
7. 進行性核上性麻痺，大脳基底核変性症およびパーキンソン病（関連疾患も含む）
8. 脊髄小脳変性症
9. 脊柱管狭窄症（広範脊柱狭窄症は指定難病）
10. 早老症（ウェルナー症候群などの指定難病）
11. 多系統萎縮症
12. 糖尿病性神経障害，糖尿病性腎症および糖尿病性網膜症
13. 脳血管疾患
14. 閉塞性動脈硬化症
15. 慢性閉塞性肺疾患
16. 両側の膝関節または股関節に著しい変形を伴う変形性関節症

「1. 傷病に関する意見」「(1) 診断名」では，1位の欄には，65歳以上の第1号被保険者は生活機能低下の直接の原因となっている傷病名を書きます．40歳以上65歳未満の第2号被保険者では「特定疾病」名を書きます．

ここでいう「特定疾病」とは厚生労働省の指定している300以上ある指定難病ではなく，**Chart 4-27** に示した16の疾患です．「難病」は印象がよくないため「特定疾患」と呼ばれていた時期があるため，いまだに混用されています．さらに診療報酬には「特定疾患療養管理料」などもありますが，この特定疾患も別です．

1号被保険者の場合は「(1) 診断名」の欄にはADLなどの生活機能低下の直接の原因となっている傷病名，例えば「腰椎圧迫骨折」「大腿骨転子部骨折術後」「アルツハイマー型認知症」などと書いて，どのような治療をしているかを書きましょう．2号被保険者では，特定疾患から病名を選んで，例えば「骨折を伴う骨粗鬆症」と書いて，「(3) 生活機能低下の直接の原因となっている傷病または特定疾病の経過及び投薬内容を含む治療内容」に特定疾患の診断基準に沿って診断根拠を書きます．ひとつ戻りますが「(2) 症状としての安定性」について「不安定」にすれば判定を

重くしてくれるとの噂がありますが，そういったことはありません．見直しの期間（もう一回書くまでの時間）が短くなるだけです．

　(3)の「特定疾病についてはその診断の根拠等について記入」の意味はわかりますが，その前の文「介護に影響のあったもの」の意味が明確ではないですね．すでに介護を受けているということが前提なのですね．

　そうですね．先ほども述べたように①「介護の手間がどのぐらいかかっているのか」を行政側は知りたいのです．ここでは介護が必要になった，あるいは介護が大変になった理由や出来事を書くものと思われます．たとえば，「大腿骨転子部骨折で入院した頃から認知症が進んで24時間の見守りが必要になった」などです．

　「2. 特別な医療」も，その選択肢は我々医師からするとまったく特別な医療には思えませんが？

　これは医師が使う情報書ではなく，「訪問看護のためのもの」と考えるとわかると思う．つまり，この2週間以内に介護より大変な行為（＝医療行為）をしましたか？という意味です．

　さて，「3. 心身の状態に関する意見」の「(1) 日常生活の自立度等について」の部分がこの書類では最も重要です．このAからCとI（ローマ数字のイチ）からMが，介護度に対応している質問事項になります．判定基準は **Chart 4-28** に記載しておきました．患者さん側からすれば重く見積もってほしいと思う部分でしょう．行政側からすれば辛く記載して欲しいでしょうね．当然，医師としては客観的に正確に記載します．なお，実際の介護度の決定前には行政からの訪問調査もありますので，医師の情報＝介護度にならないこともあります．その例としては，「患者さんが訪問調査の際にがんばって，日常よりも状態の良い姿を調査員に見せていることが多いようです」．

　「障害高齢者の日常生活自立度（寝たきり度）」で戸惑うのは，個人の家庭では車いすを使っていない家が多いことです．これは「車いすはいすやポータブルトイレ等」に置き換えてもOKだそうです．

　「A2. 外出の頻度が少なく，日中も寝たり起きたりの生活をしている」と「B1. 車いすに移乗し，食事，排泄はベッドから離れて行う」は逆のように思えるのですが？

❿ 主治医意見書

Chart 4-28　主治医意見書の障害高齢者の日常生活自立度（寝たきり度）

生活自立　ランクJ
何らかの障害等を有するが，日常生活はほぼ自立しており独力で外出する．
　　J1．交通機関等を利用して外出する
　　J2．隣近所へなら外出する

準寝たきり　ランクA
屋内での生活は概ね自立しているが，介助なしには外出しない．
　　A1．介助により外出し，日中はほとんどベッド（注：床，布団におきかえてもよい）から離れて生活する
　　A2．外出の頻度が少なく，日中も寝たり起きたりの生活をしている

寝たきり　ランクB
屋内での生活は何らかの介助を要し，日中もベッド上での生活が主体であるが座位を保つ．
　　B1．車いすに移乗し（注：介助なしに），食事，排泄はベッドから離れて行う
　　B2．介助により車いす（注：普通のいすでもよい）に移乗する

寝たきり　ランクC
1日中ベッド上で過ごし，排泄，食事，着替において介助を要する．
　　C1．自力で寝返りをうつ
　　C2．自力では寝返りもうたない

　　AとBの差は外出できるかできないかで，ベッドから離れる時間については気にしないほうがよいと思います．B1とB2の差はいすに自分で移るか介助で移るかの違いです．
　　ここだけの話ですが，JはJRで外出する＝J1，しない＝J2，Aはアシストで外出する＝A1，しない＝A2，Bは車いすの両輪に似ているので，車いすに自分で乗る＝B1，乗せてもらう＝B2，Cは寝がえり：changeとこじつけて，できる＝C1，できない＝C2と私は憶えています．

　　次が認知症の質問ですね．これだけ独立しているのは何か意味がありそうですね．そうか，介護保険では認知症患者への対応に重きを置いているということですね．

認知症高齢者の日常生活自立度と予想される介護サービス

　　認知症高齢者の日常生活自立度の判定基準も **Chart 4-29** に載せておきました．これには判定基準でありながら，申請者に必要な介護サービスの種類を予想させるという趣旨があります．Ⅱの病態にある期間は短いため

Chart 4-29　主治医意見書の認知症高齢者の日常生活自立度と予想される介護サービス

ランク	判断基準	みられる症状・行動の例	予想される介護サービス
Ⅰ	何らかの認知症を有するが,日常生活は家庭内および社会的にほぼ自立している		
Ⅱ	日常生活に支障をきたすような症状・行動や意思疎通の困難さが多少みられても,誰かが注意していれば自立できる		
Ⅱa	家庭外でも上記Ⅱの状態がみられる	たびたび道に迷うとか,買い物や事務,金銭管理などそれまでにできたことにミスが目立つ,など	在宅で療養できそう
Ⅱb	家庭内でも上記Ⅱの状態がみられる	服薬管理ができない,電話の応対や訪問者との対応など一人で留守番ができない,など	在宅で療養できそう
Ⅲ	日常生活に支障をきたすような症状・行動や意思疎通の困難さがみられ,介護を必要とする		
Ⅲa	日中を中心として上記Ⅲの状態がみられる	着替え,食事,排便,排尿が上手にできない,または時間がかかる.やたらに物を口に入れる,物を拾い集める,徘徊,失禁,大声・奇声をあげる,火の不始末,不潔行為,性的異常行為,など	デイサービス,ショートステイなど
Ⅲb	夜間を中心として上記Ⅲの状態がみられる	ランクⅢaに同じ	デイサービス,ショートステイなど
Ⅳ	日常生活に支障をきたすような症状・行動や意思疎通の困難さが頻繁にみられ,常に介護を必要とする	ランクⅢaに同じ	老人ホームがふさわしい
M	著しい精神症状や問題行動あるいは重篤な身体疾患がみられ,専門医療を必要とする	せん妄,妄想,興奮,自傷・他害等の精神症状に起因する問題行動が継続する状態,など	精神病院がふさわしい

(予想される介護サービス以外は厚生労働省基準による)

に，その間に認知症に気づいて申請できる家人は実際には少ないと思います．この頃は，物忘れ外来などに通院している時期かもしれません．認知症の症状がはっきり出ているのがⅢであり，その介護の手間が夜にまでに及ぶかどうかでaかbに分けます．しかし，訪問診療医は夜のことはわかりませんから，ご家族や介護士さんに聞くしかありません．Ⅲの時期は家族だけで対応するのには無理があります．デイサービス，ショートステイ，グループホームなどを利用して，家族を休ませる必要があります．Ⅳは老人ホームなどへの入所がふさわしい時期です（ただし老健は3カ月の期限があるので注意）．Mは精神病院での治療を要すると考えられるランクです．

わかりました．今後どのような介護を受けるのがふさわしいのかを考えて，ランク付けするのですね．

主治医意見書の4番目からは，まさに今後の介護サービスについて聞いている質問ですよね．

高齢認知症の日常生活自立度Mランク．ここだけはローマ数字ではなくメンタルのMを使っていますね．余談ですが，ローマ数字でMは実はある数字を表しています．それは1,000です．知ってつけたのであれば厚生労働省の方はシュールですね．

【文献】

1) 要介護認定における主治医意見書の実態把握と地域差の要因分析に関する調査研究事業，平成27年度老人保健事業推進費等補助金老人保健健康増進等事業報告書．三菱UFJリサーチ＆コンサルティング；2016．

コラム⑩ 認知症患者さんの家族向けの冊子

　認知症の患者さんを家庭で介護しているご家族の方もたくさんいらっしゃいます．認知症への対応について訪問診療の時間内ではご家族にお伝えできないことも多く困っていたところ，わかりやすく書かれた冊子を見つけましたので紹介します．

　それは，エーザイ株式会社が 2015 年に大阪大学精神科の数井先生監修で作成した『認知症　症状別対応ガイドブック』です．一部を引用紹介すると：

　「『せん妄』対応法　ご本人のお話をよく聞いて：(中略) おかしいと思っても否定せず『これで困っているのですね』『このことを怒っているのですか？』と相槌を打ってください．ご自分の気持ちをわかってもらえたと思うと安心されます．(以下略)」．

　このように実際にどのような言葉をかければよいのかまで親切に書かれています．さて，この冊子で私が感動した部分があります．それは「アルツハイマー型認知症では (中略) かなり進行するとご家族の見分けがつかなくなってしまいます．(中略) しかし，知人程度なら，わからなくても上手に『とりつくろい』不自然さを感じさせません．これはアルツハイマー型認知症の方のすばらしい能力です」という部分です．我々医者もたくさんの患者さんを診ていますから，患者さんに街で会って御礼を言われても，誰かわからず取り繕うことがよくあります．その能力を認知症が進行してから発揮できるとは，人間の脳とは不思議なものです．そしてそのことに気づいたこの冊子の作者に脱帽です．

第5部

訪問歯科診療,スタッフとシステム

CHAPTER 1 訪問歯科診療

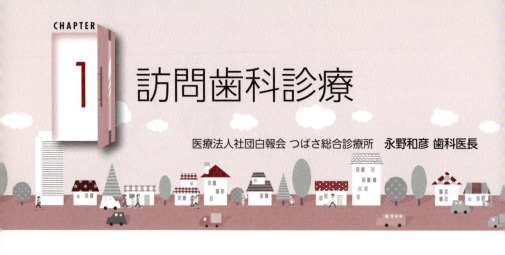

医療法人社団白報会 つばさ総合診療所　**永野和彦 歯科医長**

① 今日も元気に！　口腔ケア（口腔衛生状態を整える）

（永野先生）「多くの高齢者が誤嚥性肺炎により亡くなっている昨今，注目を集めている口腔ケアですが，何をどうすればよいのか訪問歯科の現場での口腔ケアを説明していきたいと思います．お口の中を清潔にすることが元気になるはじめの一歩！！」

口腔ケアの意義

昨今，口腔内に常在する菌が原因で嚥下性肺炎が起こるケースが非常に多く，特にプラーク内や歯周ポケットに存在する嫌気性菌が重要な原因であり，その原因を除去することを目的とする口腔ケアは，嚥下性肺炎の予防に有効なエビデンスとして認められている．

口腔ケアの方法

口腔ケアの対象となる方の状態に合わせてその方法は多種多様である．
(a) ご自身で歯みがきができる方には，その方法をチェックして歯みがき習慣の定着を目指す．
(b) ご自身で歯みがきができない方には，介護スタッフやご家族により歯みがきや口腔内清拭を行う．
(c) その介護スタッフやご家族およびご自身に対しては，適宜歯科の専門的な指導や処置を行う．

(d) 一般的な口腔ケアとして
　①歯みがき
　　ⅰ）食べカスやプラークを除去し，歯肉のマッサージも行う．
　　ⅱ）頬粘膜部や舌の表面と舌下のスペース，口蓋部も優しくお手入れを行う．
　②義歯のお手入れ
　　ⅰ）義歯はめんどうであっても毎食後はずして，必ず義歯と残存歯をそれぞれ別々にみがく．
　　ⅱ）夜間は義歯をはずし歯肉を休ませて義歯洗浄液に入れ洗浄する．
　③うがい
　　ⅰ）飲んだり食べたりした後はうがい薬を使ってうがいをする．
　　ⅱ）うがい薬が苦手な方は，かわりにお茶を使ってうがいする方法もある．
　④清拭
　　ⅰ）ご自身で歯みがきができない場合や頑固な汚れがある場合はガーゼにうがい薬を含ませて清拭する．

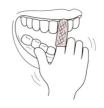

(e) その他口腔ケア用品
　①スポンジブラシ
　　スポンジは柔らかいのでデリケートな舌や歯肉や頬粘膜部のお手入れに役立つ．

　②歯間ブラシ
　　歯ブラシではとれない歯と歯の間に詰まった食べカスやプラークのお手入れに役立つ．

　③舌クリーナー
　　歯ブラシでもよいが，舌苔の付着が顕著な場合は舌クリーナーがお手入れに役立つ．

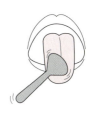

Ch.1 訪問歯科診療

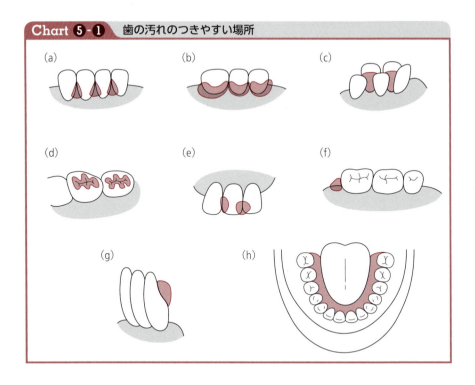

Chart 5-1 歯の汚れのつきやすい場所

歯の汚れのつきやすい所を知る（Chart 5-1）

(a) 歯と歯の間に存在するすき間．
(b) 歯と歯肉の境目の段差．
(c) 歯並びが互い違いにデコボコしてる所．
(d) 咬み合せの溝．
(e) 虫歯などで欠けたりしてできた空間．
(f) 一番後の歯の奥側の面．
(g) 前歯の裏側（舌側）の面．
(h) 下奥歯の裏側（下側）の歯肉との境目付近（舌があるので歯ブラシがうまく入れられないため）

番外編（歯以外で汚れる所）（Chart 5-2）
(a) 舌の表面と舌の下のスペース．

Chart 5-2　歯以外で汚れが残る場所

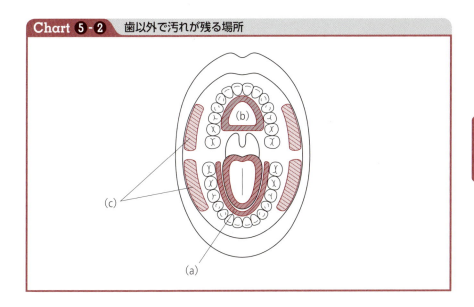

(b) 口蓋部（上アゴ）
(c) 頬粘膜（内頬）
(d) 義歯と顎堤（ドテの歯肉）（図示なし）

歯みがきの順番も大切

　介護者が，歯みがきをする時に気をつけることは，口を開いていられる時間が極端に短い方が多いため，口を閉じてもみがくことができる部位を最後にして，口が開いていないとみがけない部位（歯の裏の面，奥の方の歯など）を優先してみがくことである．なお，みがく順番も決めておくと，みがき忘れもしにくい．

嘔吐反射（触れると「オエッ」となる反射）の出やすいゾーン (Chart 5-3)

　ご自身でも歯ブラシをする時によく経験されるように，奥の方（喉に近いあたり）を触れたり，意識するだけでも「オエッ」となることがある．反射の程度は個人差があり一律ではないが，この部位は口腔ケアの際にいつも気をつけていてほしいゾーンである．

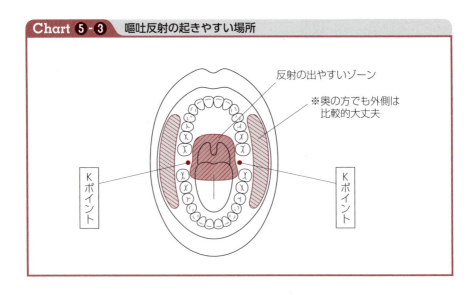

Chart 5-3 嘔吐反射の起きやすい場所

一度痛い思いをすると次から口を開けてくれなくなることが多い

　なかなかお口が開かないと素早くみがくことが必要になる．そんな時に力を入れ過ぎたり，歯ブラシを歯にぶつけたり，唇を強く引っぱってしまったりしがちである（皆さんの苦労する姿が目に浮かびます）．大切なのは介護される方に痛い思いをさせないように120％集中すること．一度信用を失うと次のお手入れが，とても大変になることもある．もし痛い思いをさせてしまったら，素直に謝ってできるだけ楽しい雰囲気にして終わらせる．
※なお，口が開きにくい方にはKポイントを刺激すると開口する場合がある．

口腔ケアの介助姿勢について

　介助される方の状態に合わせて誤飲誤嚥を起こさぬように安心安全の姿勢を常に考えながら口腔ケアを行う．特に頭の角度，固定安定には十分注意する（また，介助する側の皆さん方の姿勢も気をつける．無理な姿勢を続けると腰・肩・首などを痛めることにつながるので要注意）（**Chart 5-4**）．

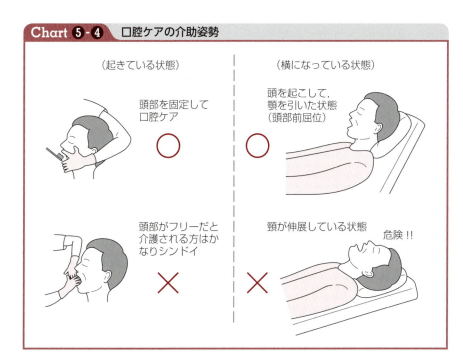

Chart 5-4 口腔ケアの介助姿勢

2 ちゃんと食べられていますか？（摂食・嚥下障害をスクリーニング）

問診により知りうる情報

(a) 体重減→経口摂取量減少→嚥下機能低下を疑う

既往症により知りうる情報

(a) 摂食嚥下障害に関係している可能性のある疾患や状態
　　脳梗塞，脳出血，くも膜下出血，認知症，うつ病，重症筋無力症，筋ジストロフィー，脳性麻痺，サルコペニア，パーキンソン病　など

視診・触診により知りうる情報

(a) 口蓋部（上アゴ部）に痰の付着が認められる→舌の筋力低下を疑う．
(b) 口腔乾燥で舌乳頭萎縮が認められる→嚥下障害の原因になりうることを疑う．

嚥下障害を疑う症状

(a) 食事中にむせることが増えた．
(b) いつも喉がゴロゴロ鳴っている．
(c) 咳をよくしている．
(d) 口の中に唾液が溜まる．
(e) 以前より食事に時間がかかる．
(f) 以前より食べる量が減った．
(g) 声質の変化（しゃがれ声→気息性嗄声，ガラガラ声→湿性嗄声）．
(h) 飲み込むのに苦労する．

嚥下障害を診断する検査

[簡易検査]
(a) 改定飲水試験（modified water swallowing test: MWST）
　直接訓練が開始できるかを判定する試験．
　被検者の舌下部に3mLの冷水を入れ嚥下してもらい，喉頭挙上を触診し，嚥下後に発声してもらい評価する方法である．
(b) 反復唾液嚥下試験（repetive saliva swallowing test: RSST）
　摂食・嚥下障害を判定する試験である．
　喉頭挙上を触診しながら30秒間唾液を嚥下して，3回未満の場合摂食嚥下障害と判定する．

[詳細検査（精密検査）]
(a) 嚥下造影検査（video fluorography: VF）
　造影剤を混ぜた食物を嚥下する所をX線造影装置で撮影し，誤嚥や咽頭残留を調べ，嚥下に関連する器官の運動をみて障害の有無を診断する検査．
(b) 鼻腔咽喉頭ファイバー検査（video endscopy: VE）
　鼻から内視鏡を入れて咽頭を観察し嚥下障害の有無を診断する検査．

(c) VF と VE の長所と短所について

VF は誤嚥検出の感度が高く咀嚼送り込みが観察できるのが長所で，X 線の被曝や造影設備がある施設でのみしか行えないことが短所である．

VE は持ち運びができるので病棟や在宅でも行え，普段の食事が観察でき，X 線被曝もないのが長所で，咀嚼運動が見えない所や内視鏡挿入の違和感がある所が短所である．

3 弱っている摂食・嚥下を助けるリハビリテーションについて (各種訓練)

間接訓練（食物を使用しない）

[嚥下機能訓練]

(a) マッサージ・ROM（可動域）訓練

萎縮し固まって動きが鈍くなった部位をマッサージや運動にて機能動作を保つ訓練．

この訓練により意識の覚醒，食事に対する準備としても役立つ．

ⅰ) 動きが鈍く固まった口唇や舌，頬部をもみほぐし伸ばすようにマッサージ・ROM 訓練を行う．

ⅱ) 頬周りの可動域の低下は嚥下機能に関与するので肩も含めた頭部のマッサージ・ROM 訓練を行う．

(b) シャキア法（頭部挙上訓練）(Chart 5-5)

仰向けに横になり，肩を上げずに頭だけを起こし，つま先を見る体勢をとる運動により，飲み込むための筋力の強化訓練となる．

(c) 開口訓練

最大開口をさせることで，飲み込む筋力を強化する．シャキア法と同じ効果あり．

[呼吸機能訓練]

(a) 深呼吸

リラクセーション効果や胸郭可動域の保持，気道内の分泌物や誤嚥物の排出を促し，咳嗽(がいそう)機能を良好なものにするために行う．

Chart ❺-❺　シャキア法（頸部挙上訓練）

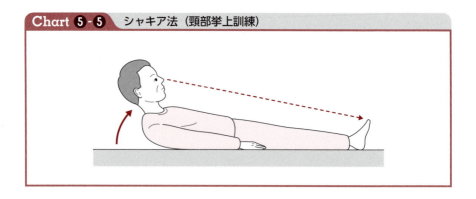

(b) 胸部可動域訓練
　　ⅰ）シルベスター法（変法）
　　　　片腕ずつでも上肢を挙上させることで，胸郭可動域訓練になる．呼吸と同期させるとより効果的である．
　　ⅱ）体軸の捻転
　　　　イスに腰かけた状態で上半身を順番に右に捻転，左に捻転し体幹を左右に捻ることが胸郭可動域訓練として有効である．
　　ⅲ）肩甲骨の内転
　　　　無意識にしていると肩がすぼまりだんだん円背になるが，両肩を開いて胸を張る姿勢をとらせることで肩甲骨も内転し胸郭可動域も広がる．
(c) 咳嗽訓練
　　咳ばらいを意識的に何度かする練習により関係する筋が鍛えられ誤嚥予防に役立つ．
(d) 発声訓練
　　発声することにより声帯の動きの訓練になり，呼気のコントロールの訓練にもなる．

直接訓練（食物を使用した摂食訓練）

(a) Think Swallow（嚥下の意識化）
　　「意識して嚥下して下さい」と指示することで誤嚥が減少する．

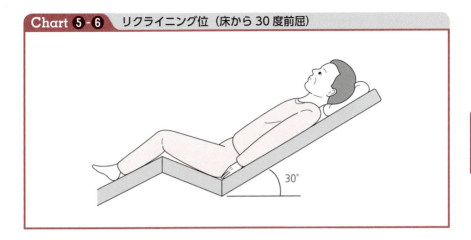

Chart 5-6 リクライニング位(床から 30 度前屈)

(b) **頸部前屈嚥下**

少し顎を引いて緩やかに前屈させて嚥下すると誤嚥が減少する.

(c) **リクライニング**

リクライニング位(床から 30 度前屈)での嚥下により誤嚥が少なくなることがある(**Chart 5-6**).

「以上,すぐに実践できそうな訓練を取り上げてみましたが,訓練方法はまだまだたくさんあり,介助される方の状態に合った訓練方法を選んで実践してみて下さい.訓練により機能が良好となると日常生活の質が向上します.無理をしないで,怠けないリハビリをめざして頑張りましょう!」

【文献】

1) 嚥下性肺疾患の診断と治療 改訂版. Pfizer. p.28.
2) 日本訪問歯科協会, 監修. 口腔ケア らくらく実践法. 大阪; 創元社; 2004. p.43-6, 48.
3) 全国歯科衛生士教育協議会, 監修. 高齢者歯科. 第 2 版. 東京: 医歯薬出版; 2013. p.139, 160-1, 164-5, 168-9, 171-5.
4) 菅武雄, 柿木保明. 口から食べるストラテジー. 東京: デンタルダイヤモンド社; 2014. p.47, 50-3, 144.
5) 野原幹司, 編. 認知症患者の摂食・嚥下リハビリテーション. 東京: 南山堂; 2011. p.43-5, 50-1, 60-3, 66-8.

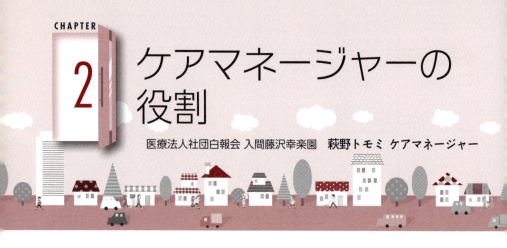

CHAPTER 2 ケアマネージャーの役割

医療法人社団白報会 入間藤沢幸楽園　萩野トモミ ケアマネージャー

1 ケアマネージャーの役割

　介護保険制度におけるケアマネージャー（介護支援専門員）の基本的な役割は「介護保険の目的に沿って，自立した生活を継続すること，また，要介護状態の軽減または悪化の予防に資することを目指して，適切な保健医療サービスおよび福祉サービス（広い意味での介護サービス）が総合的かつ効率的に提供されるよう利用者を支援すること」とされています．

　自立した生活とは，今までと同じように自分で生活を決めていけること．そのためには，ご利用者様が自立した生活ができ，尊厳が保持できるよう支援することが大切です．「何でこんな体になっちゃったんだろう．こんなはずじゃなかったのに」などとおっしゃられる方がいます．自分の思うように体が動かなくなり，思うような生活ができなくなり，そういった言葉につながってきてしまうのだと思います．私たちは，そのような方々をどれだけサポートできるでしょうか．ご利用者様に自分らしく生きていただくためには，まずご利用者様をよく知ることから始まります．ご利用者様が今まで送ってきた生活や家族構成，趣味など．また，心身状態．どこか痛みはないか．ご自分でどんなことができて，どのようなことに困っているのか．金銭管理はご自分で行えているか．環境はどのような状態か．ご本人に興味をもちよく知ることが大切です．これが情報収集です（アセスメント）（**Chart 5-7**）．

Chart 5-7　利用者基本情報

計画作成者氏名：＿＿＿＿＿＿＿＿＿＿

《基本情報》

相談日	年　　月　　日（　　）	来所　・電話 その他（　　　　　　　　　）	初回 再来（前　　／　　　）
把握経路	1．介護予防検診　2．本人からの相談　3．家族からの相談 4．非該当　5．新予防からの移行　6．関係者　7．その他（　　　　　　　　　）		
本人の状況	在宅・入院又は入所中（　　　　　　　　　　　　　　　　　　　　）		
フリガナ 本人氏名		男・女　　M・T・S　　年　　月　　日生（　　）歳	
住所		TEL　　（　　　） FAX　　（　　　）	
日常生活 自立度	障害高齢者の日常生活自立度 認知症高齢者の日常生活自立度	自立・J1・J2・A1・A2・B1・B2・C1・C2 自立・Ⅰ・Ⅱa・Ⅱb・Ⅲa・Ⅲb・Ⅳ・M	
認定情報	非該当・要支援1・要支援2 認定期限：　　年　　月　　日　～　　年　　月　　日（前回の介護度　　　　）		
障害等認定	身障（　　）・療養（　　）・精神（　　）・難病（　　）・その他（　　　　）		
本人の 住居環境	自宅・借家・一戸建て・集合住宅・自室（有　　階　　無）・住居改修（有　・　無） 浴室（有　・無）　　　便所（洋式　・　和式） 段差の問題（有　・　無）　　床材、じゅうたんの状況（　　　　　　　　　） 照明の状況（　　　　　　　　　）履物の状況（　　　　　　　　　）		
経済状況	国民年金・厚生年金・障害年金・生活保護・その他（　　　　　　　　　）		

来所者（相談者）		続柄		家族構成	◎＝本人、○＝女性、□＝男性 ●■＝死亡、☆＝キーパーソン 主介護者に「主」 副介護者に「副」 （同居家族等を○で囲む）
住所					
緊急連絡先	氏名	続柄	住所・連絡先		
					日中独居（有　・　無） 家族関係等の状況

（次ページにつづく）

第5部　訪問歯科診療・スタッフとシステム

Chart 5-7 利用者基本情報（つづき）

《介護予防に関する事項》

今までの生活	

現在の生活状況 （どんな暮らしを送っているか）	1日の生活・すごし方			趣味・楽しみ・特技
	時間	本人	介護者・家族	
				友人・地域との関係

《現病歴・既往歴と経過》（新しいものから書く・現在の状況に関連するものは必ず書く）

年月日	病名	医療機関・医師名（主治医・意見作成者に☆）		経過	治療中の場合は内容
			TEL	治療中 経観中	
			TEL	治療中 経観中	
			TEL	治療中 経観中	
			TEL	治療中 経観中	

《現在利用しているサービス》

公的サービス	非公的サービス

地域包括支援センターが行う事業の実施に当たり、利用者の状況を把握する必要があるときは、要介護認定・要支援認定に係る調査内容、介護認定審査会による判定結果・意見、及び主治医の意見書と同様に、利用者基本情報、アセスメントシートを、居宅介護支援事業者、居宅サービス事業者、介護保険施設、主治医その他本事業の実施に必要な範囲で関係する者に提示することに同意します。

　　　　　年　　月　　日　氏名　　　　　　　　　　　　　印

＊注意点＊
①「できること」「していること」の違いがないか，またその原因を考える．
②生活の目標と日常生活動作（ADL）で違いがないか確認する．
③病気や障害，それによる活動能力や，残存機能を把握する．
④最悪の状態，最高の状態を考えて中間が現状であることを考える．

2 計画書の作成〜サービスの提供

　ご利用者様のしたい暮らしを確認しながら，どのようにしたら望む生活が送れるか．その実現に向けて，ご家族・地域の方々や医療機関，サービス事業所などと連携を図り意見を聞き（担当者会議）（**Chart 5-8**），自立に向けた目標を立て，必要なサービスと負担額を意識しながら計画書を作成します．ご本人の「したいこと」もプランに入れていきます（ケアプラン作成）（**Chart 5-9**）．在宅であれば居宅サービス計画書，施設であれば施設サービス計画書となります．

　その後，ご本人・ご家族に計画書の承認をいただきサービスが始まります．そ

Chart 5-8　サービス担当者会議の要点

利用者名	様	作成担当者		作成年月日	年　月　日
開催日　年　月　日		開催場所	開催時間	開催回数	

	所属（職種）	氏名	所属（職種）	氏名	所属（職種）	氏名
会議出席者						

検討した項目	
検討内容	
結論	
残された課題（次回の開催時期）	

Ch.2 ケアマネージャーの役割

Chart 5-9 居宅サービス計画書(1)

作成年月日　　年　　月　　日

初回 ・ 紹介 ・ 継続　　　認定済 ・ 申請中

利用者名　　　　　　　殿　　生年月日　　年　　月　　日　　住所

居宅サービス計画作成者氏名

居宅介護支援事業者・事業所名及び所在地

居宅サービス計画作成(変更)日　　年　　月　　日　　初回居宅サービス計画作成日　　年　　月　　日

認定日　　年　　月　　日　　認定の有効期間　　年　　月　　日 〜　　年　　月　　日

要介護状態区分	要介護1　・　要介護2　・　要介護3　・　要介護4　・　要介護5
利用者及び家族の生活に対する意向	
介護認定審査会の意見及びサービスの種類の指定	
総合的な援助の方針	
生活援助中心型の算定理由	1. 一人暮らし　　2. 家族等が障害, 疾病等　　3. その他( )

居宅サービス計画について説明を受け, 内容に同意し交付を受けました。　説明・同意日　　年　　月　　日　　利用者同意欄　　　　　印

Chart 5-9 居宅サービス計画書(2)

利用者名　　　　　　　殿

作成年月日　　年　　月　　日

生活全般の解決すべき課題(ニーズ)	目標				援助内容			
	長期目標	(期間)	短期目標	(期間)	サービス内容	担当者	頻度	期間

※1 「保険給付の対象となるかどうかの区分」について, 保険給付対象内サービスについては○印を付す。
※2 「当該サービス提供を行う事業所」について記入する。

居宅サービス計画について説明を受け, 内容に同意し交付を受けました。　説明・同意日　　年　　月　　日　　利用者同意欄　　　　　印

Chart 5-9 居宅サービス計画書 (3)

週間サービス計画表

利用者名　　　　　　殿　　　　　　　　　　　　　　　　　　　　作成年月日　　年　　月　　日

	月	火	水	木	金	土	日	主な日常生活上の活動
深夜早朝 4:00								
6:00								
8:00								
午前 10:00								
12:00								
午後 14:00								
16:00								
18:00								
夜間 20:00								
22:00								
深夜 24:00								
2:00								
4:00								

週単位以外のサービス

Chart 5-10 ケアプランの作成

要介護認定を受けた後，ケアプラン作成を①居宅介護支援事業者等に依頼するか，②自分で作成し，市町村へ届出．

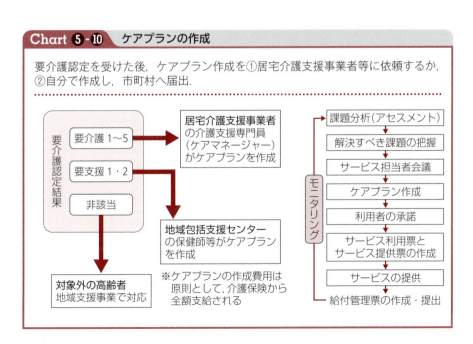

の後，サービスが適切に行われているか，ご利用者様の心身に変化があるか，望む暮らしに近づいているかなどを確認します（モニタリング）．モニタリングの結果，サービス内容に変更がある場合などは計画書の変更を行っていきます．

　これまでの流れを **Chart 5-10** に示します．このような形でケアマネージャーとしての業務が行われていきます．

　私たちの人生の先輩に「生きていて良かったよ」「楽しみが見つかったよ」「これができるようになったよ」と言っていただけるような支援をしたいですね．

　私たちも，これから歳を重ねていき，できていたことができなくなる．あちこち痛みがあって思うように体が動かないもどかしさ，できることなら人に手伝ってもらわずに自分でやりたい．そんな現実をどれだけ受け入れられるでしょうか．自分に置き換えて考えてみるのも大切だと思っています．できるだけたくさんの利用者様の笑顔が見られるように日々業務を行っています．また，私たちケアマネージャーの業務は決して一人で行うことはできません．他職種の皆様に様々な意見をいただきながら行えるのです．いろいろな方たちとの出会いも大切にしていきたいと思います．

CHAPTER 3 訪問診療における相談員の役割

医療法人社団白報会 さいたま在宅診療所　台　紀恵 相談員

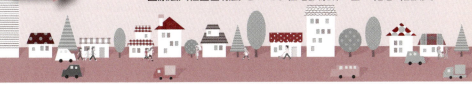

１ 相談員は訪問診療の最初の窓口

　訪問診療において相談員は重要な役割を担っています．その理由は，訪問診療開始にあたって（訪問診療で外出していることが多い医師に代わって）最初の窓口となるからです．「そもそも訪問診療とは何か？」との説明をする場合もあります．例えば「おばあちゃんの具合が今悪いんだけれども，足腰が悪くて，病院に連れて行けない．すぐに来てもらえますか？」というように，往診と訪問診療の違いを理解していない方も少なくありません．そのような方に対して，往診とは異なり定期的な訪問診療であること，訪問診療に関わる診療費はどれくらいかかるのか，在宅や高齢者施設などでできる診療は病院で行われる診療と違うということを説明して，実際に訪問診療を利用されるかどうか確認する作業を行います．場合によっては他の機関を紹介するなど，患者さんにとって有益な選択肢を提示することもあります．

　介護保険制度では訪問診療以外にデイサービスやデイケアなどもある．これらのサービス導入の提案も行っています．経済的負担が大きい場合は，適切な窓口の紹介なども行います．

　家族が本人のためと思って行ったことも高齢者への虐待にあたる場合もあります．家庭内での介護を継続され，医療，福祉施設の相談員と接点がない場合には，まず，地域包括支援センターへの相談を勧めます．

Ch.3 訪問診療における相談員の役割

2 患者さんの生活環境，家族など背景の把握

　実際に訪問診療を開始するまでには，外来診療とは異なる準備が必要となります．それは，家族や経済力や住環境の把握です．

　家族構成では同居以外の家族の把握も必要です．介護が必要なほどの高齢になると家族関係がより複雑化していたり，逆に希薄化していたりする場合もあります．家族によっては，経済的援助や介護の支援をしているのが同居家族以外の家族の場合もあります．診療の方向性を決める場合に家族間でもめる場合もありますので，最終的な決定権があるキーパーソンを確認しておくことは大切です．さらに，窓口になってくれるキーパーソンが別の場合もあります．なので，そこまで患者さんの家族を把握しておくことは，訪問診療開始後の相談業務に役立つものとなります（**Chart 5-11**）．

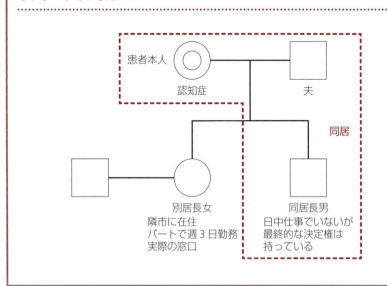

Chart 5-11 家族関係（ジェノグラム）の例

下記のような場合には，「窓口となるのは長女で実際に行動するのも長女だが，長男が最終的に決定権を持ち，金銭的に負担のかかる場合には長男の了承も得なければならない」など，考えられるケースである．家族の勤務形態や，経済状況，別居の家族はどの程度の距離に在住しているのかなど，なるべく状況を把握できるようにしておきたい．

経済状況に関しては十分な把握は難しいかもしれません．しかし，その情報がなければ適切なアドバイスは難しくなります．例えば，医療費負担の軽減となる対象者なのかどうか，また対象でなくても申請をすれば負担が軽減される症状なのかを親身になって調べてあげることが求められています．というのは，日本の社会保障制度はすばらしいシステムですが複雑であるため，患者さんやご家族が知らない場合が多いからです．さらに医療や介護は自治体によって申請の仕方や公費給付の方法に差異があるので，患者さん本人の住んでいる自治体がどこかなども確認しておく必要があります．なお，生活保護者・身体障害者，難病指定を受けている方は医療費補助や控除が受けられることも忘れてはなりません（**Chart 5-12**）．

　住居環境においても，どのような環境で暮らしているのかを把握することが必要となります．在宅の中で療養する場合は，病状に影響のない環境を作らなければなりませんので，病状を悪化させたり，危険があったりする場合には，環境整備の提案も行う必要があります．しかしながら在宅療養を希望される場合，生活環境への強いこだわりがあることもありますので，本人とその家族の意志を尊重しながら，本人が納得する形で在宅療養ができるよう，折り合い点を探す援助ができることも求められます．

③ 訪問診療開始前後の患者，家族への支援

　訪問診療が開始される前には，看護師と協力して，どのような医療処置が必要なのか，本人や家族は「どこまでの治療」を望んでいるのか十分なアセスメントを行います．訪問診療を希望される方は多くの場合高齢者や終末期の方であり，なるべく住み慣れた環境での療養を望むケースが多い．終末期をどのように過ごすのか，家族と最期まで住み慣れた環境で過ごすのか否か，緩和ケア病院を希望するのかなどという問題も出てきます．そういった本人や家族の気持ちを汲み取り，医師や看護師につなげて，本人，家族が医師に相談しやすい環境づくりを整えていくことも相談員の目指す役割のひとつでもあります．反対に医師や看護師が訪問中に気になることや留意しなければならないことがあった場合など，相談員側からケアマネージャーや訪問看護師などにアプローチしていくことも重要です．院内での医師，看護師などの他職種との連携もさることながら，院外においてケアマネージャーや訪問看護師，訪問入浴，訪問マッサージ，ヘルパー等，そ

Ch.3 訪問診療における相談員の役割

Chart 5-⑫ 公的医療保険の給付内容（平成27年1月現在）

給付		国民健康保険・後期高齢者医療制度	健康保険・共済制度
医療給付	療養の給付 訪問看護 療養費	義務教育就学前：8割、義務教育就学後から70歳未満：7割、 70歳以上75歳未満：8割（※1）（現役並み所得者：7割） 75歳以上：9割（現役並み所得者：7割）	
	入院時 食事療養費	食事療養標準負担額：一食につき260円	低所得者：一食につき210円 （低所得者で90日を超える入院）：一食につき160円 特に所得の低い低所得者（70歳以上）：一食につき100円
	入院時生活 療養費 （65歳〜）	生活療養標準負担額：一食につき460円（*）+320円（居住費） （*）入院時生活療養（Ⅱ）を算定する保険医療機関では420円 低所得者：一食につき210円（食費）+320円（居住費） 特に所得の低い低所得者：一食につき130円（食費）+320円（居住費） 老齢福祉年金受給者：一食につき100円（食費）+0円（居住費） 注：難病等の患者の負担は食事療養標準負担額と同額	
	高額療養費 （自己負担 限度額）	70歳未満の者（括弧内の額は、4ヶ月目以降の多数該当） 〈年収約1,160万円〜〉 　　252,600円+(医療費−842,000)×1%　　(140,100円) 〈年収約770〜約1,160万円〉 　　167,400円+(医療費−558,000)×1%　　(93,000円) 〈年収約370〜約770万円〉 　　80,100円+(医療費−267,000)×1%　　(44,400円) 〈〜年収約370万円〉　　57,600円　　(44,400円) 〈住民税非課税〉　　35,400円　　(24,600円)	70歳以上の者 ［附表A，B参照］
現金給付	出産育児 一時金（※2）	被保険者又はその被扶養者が出産した場合、原則42万円を支給。国民健康保険では、支給額は、条例又は規約の定めるところによる（多くの保険者で原則42万円）。	
	埋葬料 （※3）	被保険者又はその被扶養者が死亡した場合、埋葬料を定額5万円を支給。健康保険・共済組合においては埋葬料を定額5万円を支給。また、国民健康保険、後期高齢者医療度は任意給付（実施している市町村、後期高齢者医療広域連合がある場合は、条例又は規約の定める額を支給（ほとんどの市町村、後期高齢者医療広域連合で実施。1〜5万円程度を支給）。	
	傷病手当金	任意給付 （実施している市町村、後期高齢者医療広域連合はない。）	被保険者が業務外の事由による療養のため労務不能となった場合、その期間中、1日に付き標準報酬日額の3分の2相当額を支給。最長で1年6ヶ月。
	出産手当金		被保険者本人の産休中（出産日以前42日から出産日後56日まで）の間、1日に付き標準報酬日額の3分の2相当額を支給

216

別表 A 平成 29 年 8 月から平成 30 年 7 月

区分	70 歳以上の者		
	外来（個人）	限度額（世帯：同じ世帯で同じ保険者に属するもの）	
現役並み	57,600 円	80,100 円+1%〈44,400 円〉	
一般	14,000 円（年間上限 14.4 万円）	57,600 円〈44,400 円〉	
住民税非課税		24,600 円	
住民税非課税（所得が一定以下）	8,000 円	15,000 円	

別表 B 平成 30 年 8 月から

区分	70 歳以上の者	
	外来（個人）	限度額（世帯：同じ世帯で同じ保険者に属するもの）
年収約 1160 万円～ 標報 83 万円以上 課税所得 690 万円以上	252,600 円+1%〈140,100 円〉	
年収約 770 万～1160 万円 標報 53～79 万円 課税所得 380 万円以上	167,400 円+1%〈93,000 円〉	
年収約 370 万～770 万円 標報 28～50 万円以上 課税所得 145 万円以上	80,100 円+1%〈44,400 円〉	
一般	18,000 円（年間上限 14.4 万円）	57,600 円〈44,400 円〉
住民税非課税	8,000 円	24,600 円
住民税非課税（所得が一定以下）		15,000 円

※ 1 平成 20 年 4 月から 70 歳以上 75 歳未満の窓口負担は 1 割に据え置かれていたが，平成 26 年以降新たに 70 歳になる被保険者等から段階的に 2 割となる．
※ 2 後期高齢者医療制度では出産育児一時金の被扶養者に対する給付がない．また，健康保険の被扶養者については，家族出産育児一時金の名称で給付される．共済制度では出産費，家族出産費の名称で給付．
※ 3 被扶養者については，家族埋葬料の名称で給付．国民健康保険・後期高齢者医療制度では葬祭費の名称で給付．

筆者注：自己負担限度額は，平成 29 年 8 月より段階的に変更となっている．

(厚生労働省ホームページより)

の他のサービス業務で関わる他職種とも連携し，本人と家族がどのように在宅療養を続けていくのか，適切なアドバイス，環境整備の提案が行えるよう，普段から連携体制を整えておくことも重要である．

　訪問診療では，診療自体は医療保険での分野ですが，介護保険での分野とも密接な関係があり，在宅療養では介護サービスの事業所とも密に連携をとっていくことも重要となります．他機関との窓口になる相談員は，介護保険の分野においても理解と把握が必要です．

　さらに，訪問診療だけでは対応できない治療や精査などが患者にとって必要と思われる場合，または他医療機関に入院中であった方が退院後，自宅での療養を希望される場合には，医療機関との連携での窓口となります．病院によっては退院時には退院支援の看護師が対応するケースもあるので，最低限の医療的知識も習得しておきたい．

　訪問診療を希望する場合，最後は自宅での「看取り」を希望されることも多く，その場合には家族に対してのケアも重要となります．

　本人の希望により看取りまでを自宅で希望されていたが，実際には，終末期になると患者本人の状態が悪化して，苦しんだり，痛みを訴えたりして家族が戸惑い，自宅での看取りを躊躇することもあります．その場合には医師からの病状説明の機会を設けるなど，家族への支援とケアを他職種とともに行っていかなければなりません．

　相談員は日頃から近隣の社会資源（各種医療・福祉施設など）は把握しておくように努めておかなければなりません．緩和ケア病棟など，予約しても待機期間が長い場合もあるので，そういう状況も踏まえ，家族や本人に提案できる社会資源の最新状況についても敏感でいられるようにしたいものです．

　訪問診療における相談員の役割は，病院での相談員の役割とは少し異なる部分があります．療養場所が病院ではなく，在宅や高齢者施設など，普段の生活圏の中においての相談業務になるので，病気の面だけでなく，普段の生活の場面や日常に即した目線での相談援助が必要です．相談員も患者の自宅や，施設などにも足を運び実際に環境を目にすることで気づく問題点もあります．さらに在宅や，施設での療養には多職種間で患者本人や家族と関わらなければ困難なケースも多々あります．日頃から院内だけでなく，院外の関係機関ともスムーズな連携が行えるよう関係性を築くことも重要です．

あとがき

　在宅医療は，増加する高齢者に対する国の医療政策に沿うものです．実際に訪問診療に関わる医療従事者も増えています．しかし，医学部の授業にはとりあげられません．また，説明できる教授もいません．そんな状況で，最前線に立つことになったら，まるで，「海図を持たずに航海に出るようなものです」．そこで，私と一緒に働いていた医療関係者の皆さんとともに，初心者にもわかりやすい『訪問診療の診かた，考えかた』を著すことになりました．インターネットでその都度調べるのもわるくありませんが，できれば概要を理解して，全体像を頭の中に記憶しておきたいものです．そのためには，薄い本を 1 冊読み通すとよいと思います．それがこの本です．

　余談ですが，絵葉書の様な富士山は近くに立っても見ることはできません．「全体像を理解するには少しは離れた所から眺めるのがよい」場合もあります．この本の趣旨もそんなところにあると気づいていただければ幸いです．

　ここに「考え方，使い方」シリーズの元祖本を著され，この題を使うことを認めていただいた岩田先生に御礼申し上げます．また，この分野では若輩者の私に出版を認めていただいた白報会理事長の白 昌義先生に感謝致します．文末で失礼ですが中外医学社の皆様に御礼申し上げます．

　　2017 年 11 月

　　　　　　　　　　　　　　　　　　　　　　　　　　　　大久保光夫

さくいん

あ行

アトピー性皮膚炎	54, 56
アミロイド蛋白	109
アルツハイマー型認知症	108
$α_1$受容体遮断剤	50
アルベカシン	106
意識消失発作	116
発作数と内訳	117
1号被保険者	186
イベルメクチン	57
医療費補助	215
医療用経管栄養剤	155
胃瘻	61, 150
一般的な適応	151
カテーテルの種類と構造	152
管理の問題	154
陰圧創傷治療システム	175
ウェアリングオフ	124
うっ血性心不全	60, 63
うつ状態	77
一般と高齢者の症状の比較	79
高齢者の頻度とその背景	77
嚥下機能訓練	203
嚥下障害	103, 202
嚥下造影検査	202
往診持参品リスト	12
嘔吐反射	199
オピオイド	179
高齢患者への投与量	181
副作用対策	178

か行

介護うつ病	136
介護完璧症候群	136
介護支援専門員	206
介護保険制度	6, 14
介護療養病床	16
疥癬	54, 57
回想法	114
改定飲水試験	202
改訂長谷川式認知症スケール	114
過活動性膀胱	47, 49
拡張型 $β$ ラクタマーゼ産生菌	106
下腿潰瘍	128
好発部位と所見	129
下腿浮腫	59, 63
頻度と内訳	59
かゆみ	54
原因疾患	55
頻度	55
ガランタミン	112
加齢黄斑変性	73〜76
緩下剤	42
関節痛	33
浣腸	42
緩和ケア	177
緩和ケア充実診療所	177
記憶障害	109
機能強化型在宅療養支援診療所	9, 14
機能的自立度評価法	148
虚血性大腸炎	40, 41

さくいん

起立性低血圧	124
ケアプラン	209
ケアマネージャー	206
経管栄養剤の投与方法	155
経腸成分栄養剤	61
経尿道的前立腺切除術	50
結膜下出血	75
幻覚	124
言語聴覚士	104, 145
顕性誤嚥	100
原発開放隅角緑内障	75
抗ウイルス眼軟膏	132
抗ウイルス剤	132
口腔ケア	104, 196
介助姿勢	200
公的医療保険の給付内容	216
誤嚥性肺炎	100, 103, 106
特徴	101
呼吸機能訓練	203
心のステージ	111
腰曲がり	123
骨粗鬆症	28
コミュニケーション	140
コルセット	36

さ 行

サービス付高齢者用住宅	24
在宅医療	2
在宅酸素療法	158
保険適応基準	158
在宅診療所	3
在宅療養支援診療所	3, 13
施設基準	8, 18
要件	14
作業療法士	144
刺激剤	42
自己調節鎮痛法	177, 179
ジスキネジア	125
持続陽圧呼吸	160, 161
シャキア法	203
周辺症状	109
熟眠障害	68
主治医意見書	93, 186
障害高齢者の日常生活自立度	
（寝たきり度）	190
症候性てんかん	119
静脈瘤	130
褥瘡	174
マネージメント	174
褥瘡予防・管理ガイドライン	174
自律神経失調症	118
シルベスター法	204
脂漏性湿疹	57
脂漏性皮膚炎	54
心筋梗塞	118
神経因性膀胱	49
人工肛門	170
トラブル	172
蕁麻疹	56
診療情報提供書	93
書き方	93
診療報酬	14, 22
睡眠関連呼吸障害群	160
睡眠時無呼吸症候群	160
睡眠障害	68, 122
高齢者に引き起こす薬剤	70
ステロイド剤	57
スミスリン	57
清拭	197
舌乳頭萎縮	202

セレコキシブ	35
前立腺癌	47, 50
前立腺肥大	47, 50
相談員	213

た 行

ターミナルケア	182
退院後のリハビリテーション施設	147
帯状疱疹	131
大腿骨近位部骨折	95
診察法	98
大腸癌	87
大腸刺激性下剤	42
タゾバクタム・ピペラシリン	102
単品系ストーマ	170
地域格差	14
チーマン	168
蓄尿障害	46
中途失明	74
チューブタイプカテーテル	153
通所リハビリ	146
ツーピース	170
デイケア	146
ディレイドオン	125
鉄欠乏性貧血	63
鉄剤	85
テリパラチド酢酸塩	36
点眼剤の使用頻度と内訳	73
てんかん発作	118
転倒・転落	64
頻度と内訳	65
疼痛治療の概要	178
特定疾患	189
ドネペジル	112
ドパミン調節異常症候群	123
ドライアイ	75
トラフェルミン遺伝子組換え製剤	130

な 行

日常生活動作	144
2号申請者	189
2号被保険者	186
2品系ストーマ	170
入眠困難	68
尿閉	46, 53
高齢者での頻度	46
尿路感染症	106
認知症	79, 108, 194
BPSD	109
中核症状	109
日常生活自立度の判定基準	191
薬物療法の概要	113
脳血管性認知症	108, 109
脳梗塞	118
農村医学会	10

は 行

パーキンソン病	121
合併する下肢の浮腫	126
バーセルインデックス	148
肺炎	106, 120
排尿障害	46
廃用症候群	133
原因・背景病態	134
白癬	58
白内障	76
半固形栄養剤	155
バンコマイシン	106
反復唾液嚥下テスト	101, 202
鼻腔咽喉頭ファイバー検査	202

さくいん

皮脂欠乏性皮膚炎	54, 56
非侵襲的陽圧換気	161, 162
病診連携	91
貧血	83
頻度	84
頻尿	46
高齢者での頻度	46
フォーリー	168
腹部腫瘤	43
服薬数	143
不顕性誤嚥	100
ブプレノルフィン	80
不眠	68
不眠治療剤内服の頻度	68
糞便性イレウス	39
β_3受容体作動剤	50
ベンゾジアゼピン系	81
便秘	38
訴え	39
治療	42
頻度	38
膀胱カテーテル	48, 106, 164
挿入の手順	166
適応	164
訪問歯科診療	196
訪問診療	2
居宅と施設の違い	20
導入	20
入院となった理由・病態	90
入院が必要かどうかの判断	93
利用する薬剤・機器等のリスト	11
保湿外用剤	57
ボタンタイプカテーテル	153
ホルモン療法	52

ま 行

マッサージ	61
麻痺性イレウス	40, 41, 44
原因となりうる薬剤	40
慢性硬膜下血腫	67
慢性腎不全	86
看取り	182, 184, 218
無呼吸低呼吸指数	160, 161
むずむず足症候群	122
ムピロシンカルシウム水和物	107
紫色蓄尿バッグ症候群	106
紫色尿症候群	169
メマンチン	112
妄想	124
モルヒネ	180

や 行

腰椎圧迫骨折	32, 33, 34
腰痛	32, 81
腰部脊柱管狭窄症	32, 34, 35
改変国際分類	34
診断サポートツール	35

ら・わ 行

理学療法士	144
リクライニング位	205
利尿剤	61, 62
リネゾリド	106
リバスチグミン	112
リハビリテーション	135, 144
期間制限	146
分類	145
療養型病院	5
緑内障	73, 74, 75

緑膿菌	105		FIM（functional independence measure）	148, 149
レスキュー	179		Foley	168
レビー小体型認知症	108, 109		HDS-R	114
レム睡眠行動障害	122		HOT（home oxygen therapy）	158
老人性瘙痒症	58		Kポイント	200
老人性貧血	86		MRSA	105
老人ホーム	24		MWST（modified water swallowing test）	202
老年期うつ病	80		NPPV（noninvasive positive pressure ventilation）	161, 162
ワンピース	170		NPPVの適応	163

欧文

ADL（activity of daily life）	144, 148		OT（occupational therapist）	145
AHI（apnea hypopnea index）	160		PCA（patient controlled analgesia）	177, 179
BI（Barthel index）	148		PCA持続注入器の仕組み	179
BPSD（behavioral and psychological symptoms of dementia）	109		PEG（percutaneous endoscopic gastrostomy）	152
camptocormia	123		PT（physical therapist）	144
CDD（continuous dopamine delivery）	126		purple urine bag syndrome	106
CPAP（continuous positive airway pressure）	160, 161		RSST（repetive saliva swallowing test）	202
CPAPの適応	161		ST（speech therapist）	145
DDS（dopamine dysregulation syndrome）	123		Think Swallow	204
DESIGN-R	174, 176		Tiemann	168
disuse	133		VAC（vacuum assisted closure）	175
DNR（do not resuscitation）	183		VE（video endscopy）	202
ESBL（extended spectrum β lactamase）	106		VF（video fluorography）	202

● 著者　大久保光夫（おおくぼ みつお）

[略歴]
福島県立医科大学卒
聖マリアンナ医大難病治療研究センター 臨床遺伝部門 病院助手
福島医大病院輸血部 助手
埼玉医科大学 総合医療センター 輸血・細胞治療部 准教授
白報会 つばさ総合診療所 院長を経て
順天堂大学医学部附属浦安病院 輸血室長
順天堂大学大学院医学研究科 輸血・幹細胞制御学 准教授

[主な著書]
『輸血学　改訂第3版』（共著者，中外医学社）
『よくわかる輸血学　改訂版』（羊土社）
『輸血・細胞治療マニュアル』（中外医学社）
『血液製剤の考え方，使い方 Ver.2』（中外医学社）
『わかりやすい周産期・新生児の輸血治療』（共著・編者，メジカルビュー）
『わかりやすい輸液と輸血』（共著・編者，メジカルビュー）
『マンガで学ぶ自己血輸血』（中外医学社）

[著書の中でよく出てくる言葉]
- 「患者さんが先生です」（恩師 粕川先生の言葉）．その意味「患者さんから学ぶことが大切．患者さんが身を持って教えてくれています．患者さんを尊敬しましょう」．
- 「本を読まないことは，海図を持たずに航海することに等しい」（オスラー博士の言葉）．
- 「学生・研修医を丁寧に指導することは，全体の再教育にもなる」．その意味「学生・研修医が理解して知識が普及すれば，プライドの高いベテラン医師も乗り遅れまいと受け入れる」．

訪問診療の診かた，考えかた　　　ⓒ

| 発　行 | 2018 年 1 月 5 日　1 版 1 刷 |

| 著　者 | 大久保　光　夫 |

発行者	株式会社　中外医学社
	代表取締役　青　木　　滋
	〒 162-0805　東京都新宿区矢来町 62
	電　話　（03）3268-2701（代）
	振替口座　00190-1-98814 番

印刷・製本／横山印刷㈱　　　　　　　〈MS・KN〉
ISBN978-4-498-05914-6　　　　　　Printed in Japan

JCOPY ＜(社)出版者著作権管理機構 委託出版物＞

本書の無断複写は著作権法上での例外を除き禁じられています．
複写される場合は，そのつど事前に，(社)出版者著作権管理機構
(電話 03-3513-6969, FAX 03-3513-6979, e-mail: info@jcopy.
or.jp) の許諾を得てください．